上海辭書出版社圖書館藏中醫稿抄本叢刊

段逸山◎主編

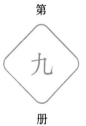

第九册

·濟世秘方
·驗方薪傳録
·醫理精參秘妙論

上海辭書出版社

濟世秘方

濟世秘方

《濟世秘方》五卷，清孤抄本，四册。清張文蔚録。無序跋，有目録。抄録者張文蔚，字國琦，又號薌萸，南匯（今屬上海浦東新區）人，生平事迹不詳。書中『玄』缺筆避諱。目録葉與卷四前鈐『中華書局圖書館珍藏』朱方，卷一至卷三前鈐『中華書局圖書館藏』長方形朱印。書高二十三點八厘米，寬十四點九厘米，金鑲玉裝，原紙高十八點二厘米，無版框界欄。有朱墨二色句讀圈點，正文與天頭處見少量批注。

該書集録治療外科瘡瘍諸方，以丸、散、膏、丹等劑型分類。卷一《諸丸部》，録方三十七首；卷二《諸散部》，録方一百三十三首；卷三《諸膏部》，録方一百二十五首；卷四《諸丹部》，録方三十四首；卷五《錠子條子靈藥部》，録方二十四首。其中有同名异方者，則以『又』或附方的形式表示。書中方名與藥名用大字抄寫，功能主治、藥物劑量、炮製用法等多用雙行小字記録。多數方劑注有出處，如《正宗》《簡便方》《醫宗必讀》《單方》《全生集》《洞庭方》《秘方集驗》《醫方選要》《萬病回春》《談埜翁試驗方》等；有的標注『抄本』，當録自民間驗方。作者在録方中偶有發揮，如卷三的五張『萬應膏』方後，有『愚按：萬應膏第一方治火症最宜，此方治寒症最宜，不可渾于施也』，頗有點睛之效。書中另有多處批注，如『替針散』後，朱筆題『已效』；『金黄散』後，朱筆注『其名即如意金黄散，主治在後』；第三張『太乙膏』天頭處，墨筆題『此方比前方，官桂易肉桂，其餘一味不减，而分兩同，各一兩，又加乳香、生東丹幾味』等。

作爲瘡瘍專科方書，是本采録方劑的來源涵蓋外科專著、綜合性醫書與民間方書等，總以實用有效爲標準。將同名异方者依次列出，便于比較其功效、藥物的做法尤可稱道。書中亦不乏罕見資料，如《洞庭方》中的方劑、黄丹榮秘方『善消散』、周天錫秘方『千金拔毒散』、陳大同傳内府秘方『萬靈膏』等，值得進一步探討。

（張葦航）

目録

卷五　錠子條子靈藥部……一九三

濟世秘方目録

卷一　諸丸部

臟連丸
綉毬丸
二層茴香丸
大棗丸
紅棗丸
醒消丸
三黃丸
蟾酥丸　又
大內秘傳瘿瘤丸
楊梅瘡丸

鐵布衫丸
百靈丸
西聖復煎丸
刻歡丸
消管丸
犀黃丸
五通丸
牛黃解毒丸
消痰核丸

卷二諸散部

神仙敗毒散
拔管散
珍珠散
又
長肉生肌散
又
神效沉底散
拔管散 又
又

硝黄散
退毒散
又
代珍珠散
生肌散
妙貼散
血竭散
又
又

內補十仙散
又
玉龍散
金砂散
壁錢散
赤霜散
南星散
回疔散
合掌散
五美散

替鍼散
金黃散
鐵箍散
治百種惡毒散
珍珠散 又
又
固齒散
拔疔散
二美散
金銀散

金霜散
代刀散
五寶散
象皮散
推車散
玉屑散
龍虎消毒散
三仙散
正鐵箍散
平毒逍遥散

勝金散
拔毒散
山蓮散
六和散
停耳散
紅肉消散
八將擒王散
鉄箍散 又
太平散
烏龍散

銀杏散
神仙拔漏散
回陽散
西黃化腐散
凌霄散
護心散
定疼散
小奪命散
護心散
四虎散

藜蘆散
柳花散
無敵散
班白散
蒼术散
鐵箍散
透膿散
神效散
透膿散
回毒銀花散

鉛粉散
冰螄散
治喉烏龍散
冰硇散
嗅痔散
生肌散
翠雲散
硫黃不二散
生肌散
鎮風散

束毒金箍散
金鎖匙
神效吹喉散
五倍子散
枯痔散
銀粉散
鵝黃散
碧雲散
硇砂散
阿魏化痞散

雄黃散
石珍散
麥錢散
蛤粉散
赴筵散
去腐生新散祿
通関散
應驗散
人中散
道毒五味散

胡粉散
紅綿散
人中白散
柳花散
銀杏無憂散
祿袍散
二聖散
脂麻散
赴筵散
金鎖匙

卷三諸膏部

又

清凉解毒生肌膏

神異膏

又

萬應膏

又

又

西洋萬應膏

清華膏

沈氏膏

清凉内消退毒膏

清凉内消神異膏

綠雲膏

又

又

又

萬靈膏

白雲膏

蟾酥膏

救苦膏

紫草膏
碧玉膏
黄連川貝膏
勝金膏 附一方
潤游膏
出血金瘡膏
鮮角膏
咬頭膏
陽和解凝膏
化核膏

白油膏
白玉膏 内附五方
象皮膏 附三方
聖功膏
琥珀膏
痔漏退管膏
烏金膏
洞天鮮草膏
白玉夾紙膏
白花膏

紫微膏
萬應靈膏
生肌玉紅膏
沖和膏
加味太乙膏
紫霞膏
秘傳斂瘤膏
追風逐濕膏
生肌雛鳳膏
神仙碧玉膏

臁瘡夾膏秘方
瘰癧神應膏
回陽玉龍膏
鉄桶膏
化腐紫霞膏
大紅膏
琥珀膏
護痔膏
解毒紫金膏
单油膏

散瘀拈痛膏
乾坤一氣膏
三香膏
潤肌膏
喝牛膏
神效萬應膏
應病萬靈膏
臁瘡夾紙膏
太素延齡保真種子
方仙
千捶膏

嬰粟膏
狼毒膏
獨勝膏
炙粉草膏
蟾酥乳香膏
萬應膏
跌打內傷萬
膏
神方痢疾膏
附搽膏上末藥
冲和膏

卷四諸丹部

仙蓮丹
洞天救苦丹
小金丹
獨靈寶丹
保安萬靈丹
立馬回疔丹
金液戊土丹
結毒紫金丹
觀音救苦丹 又
八寶丹 又

八寶丹 又
聖靈丹
百寶丹
萬靈九轉還丹
黍米寸金丹
太乙紫金丹
九龍丹
五福化毒丹
回生丹

卷五　錠子條子靈藥部

濟世秘方卷之一

南滙張文蔚國琦錄

又號瓣夷

瘡瘍科

諸丸部

百効丸治癰疽腫毒瘰癧初起即消已潰即肌生收口秘方

槐花焙两三明礬二两雄黄、海桐皮肥皂

子一斤各两天竺黄、八錢○共細末麪糊為丸每

服三錢酒下抄本

青木香丸又名仙鳳散○毒未潰之先服之治瘰癧之疽毒癧

退昜愈將白米飯補正之

或作散用亦可恐泄氣

青木香切片　全蝎酒洗炙黃　穿山甲炙黃　豬牙皂畧炒　大黃畧炒各五錢　巴豆四十九粒去殼去油　黑白牽牛洗七錢〇俱為極細水丸如芥子大陳酒下壯者二分強者一分五厘老弱一分抄本

胡連追毒丸治不拘新久漏症通腸污從孔出先服此丸追盡氣後再服閉管丸自然全愈真不可用刀針挂線毫無痛楚誠起困之良方也抄本

胡黃連薑汁細炒研細末兩半　刺蝟皮一酒炙切片再炒黃色皮要帶油黃油過者不用　麝香二分〇俱為極細末飯為丸如麻子大每服一錢食前酒送下服藥後濃水反多乃藥力到耳後服黃連閉管丸收功

黄連閉管丸　治遍身漏管痔漏亦效

胡黄連畧焙一兩　穿山甲麻油内炙黄色　石决明煅　槐花畧炒各錢半　極細末煉蜜丸蔴子大每服一錢空心清米湯下早晚二次重者四十日而愈〇如漏之四边有硬肉突起者加蚕蛋二十個炒研入前藥和丸服即愈

脱管神效丸

槐花〇炒黄色八兩　廣蚯蚓〇猪油炒黄色　蒐慈子〇土炒黑各四兩　管仲〇炒黄二兩　白芥子〇　良姜〇　蒼术〇　象皮〇各土炒　人中白〇燒紅入醋炒　刺蝟皮〇切片炒黄　黄芩〇製炒　青黛〇　百草霜〇各一兩　蟬退〇八個

野雞肫肝。晒已上十五味共為末。密丸桐子大。每服五錢。空心白滚湯下。

如痒用槐枝、馬齒莧。九里岡煎湯頻洗。

如無九里岡。只用二味。亦可。十日後服藥

六錢。二十日後。仍服五錢。滿管暗中脫去。

永不再發。馬齒莧即五行草。葉青梗赤根白、花黃子黑、俗名猪酸草。抄本

魚膠丸　治一切內。外痔漏俱效。

魚、膠。化黃、蠟。化明礬。末四兩各硃砂。水飛二兩象牙。

末、珍珠。水飛各五錢先將魚膠酒煮極爛。杵為膏。

化蠟入膏內。離火入各細藥末。和勻為丸。

如桐子大。每服三十丸。空心酒下。抄本

可湯盞亦

打拳虫灰。加冰片少許。貼

脫管丸

穿山甲。炒黑二兩　孩兒茶。五錢　皂角。明凡。各二兩　研細春

共為末。醋為丸。分作十四服。酒下用首

麻藁七序末詳。或云即貝母。煎湯重熏至

七日其管自出而愈。杪本

疔瘡丸

治疔瘡走徹。不止毒氣入腹。腹脹悶。膨痛。嘔吐。大小便閉等症。并治痢疾。

大黃。三兩　四錢　山梔仁。三錢　四分　牡礪。煅　甘草。金銀花。黑、

豆。各兩半　赤芍藥。二兩　京三稜。當歸。各二兩。細末。煉資

為丸彈子。右每服一丸。重者二丸。童便化下。痢

冷水化下一丸。去其臟積。然後補正之。杪本

痔漏丸

猪蹄甲、穿山甲（炙黄）、青黛（弍兩）、盦白占（三兩）、麸皮（半斤，炒）。○細末，以雄猪腸一戶煮爛，搗丸桐子大，每服卅丸，白湯下。罰那洋料，全愈矣。抄本

脫管丸　治痔漏。

側栢（陰乾、椽明凡末，炒至褐色為度）、槐花（炒褐色，各六兩）、黃栢（六兩，炒）、穿山甲（炒焦，研，二兩）、廣膠（四兩，麩炒成珠）、橡皮（炒灰，五錢，即天上用者背）、明凡（炒栢藁者）。已上七味共為末，煉蜜為丸，每日食遠服二三次，久服其管自脫。忌蒜、姜、椒、牛、羊、鵝、犬、馬肉、牛乳并異物。○戒酒色、惱怒，不可犯。抄本

拔管丸　并治瘦𤺋脚上瘡

黑羊角煆灰鮮者粉。研極細，飯為丸，水下，日服一錢，三服後覺微痛，其管自脱出。抄本

黃蠟油丸　治諸瘡毒爛脚梅瘡并小兒胎毒及久病筋骨疼痛

水銀兩錢　黃蠟　蠋油六錢　大楓子肉八分　胆礬七分

共擣和，分作二十四丸，先搽手灣，後搽足灣，五日即愈。抄本

替鍼丸　治成膿不潰出者

白丁香即雄麻雀糞　硇砂另研　乳香　沒藥

糯米以先壙灰如拳大一塊置碗內，量入井水待熟，氣將息，以糯米捶灰中，良久候

汞如水晶狀取出䀹用將前藥末各一匙入糯米和勻收貯用時以飯丸菉豆大一粒粘膏藥上貼之其膿自出
抄本

六軍丸　治瘻癧已成未潰者不論新久並服
蜈蚣、蟬蛻、全蝎、姜蚕、穿山甲、夜明砂各等
為極細麵為丸粟大硃砂衣每服三分食遠溫酒送下忌大葷炙炒之物
抄本

琥珀蠟礬丸　治癰疽發背已成未膿之際恐毒氣不能外出必致內攻預服此丸護膜護心亦且散血解毒
白礬一兩二錢　黃蠟一兩　雄黃一錢二分　琥珀一錢極細　硃砂一錢二分
蜂蜜二錢臨入○
右上四味先碾細研細另將蜜蠟銅杓內溶化離火片

時俟蠟四边稍凝方入上藥攪勻共成一
塊以一人將藥火上微烘手急丸小菉
荳大用硃砂為衣磁收貯每服二三十丸
白湯食後送下病甚者早晚日進二次其功
甚效正宗

蟾酥丸治疔瘡發背腦乳癰附骨臂腿
等症一切惡症多瘡不痛或
麻木或嘔吐病重者必多昏潰此
藥服之不起發者即發不痛即痛
痛甚即止昏潰者即甦嘔吐者即
解未成者即消已成者即潰真有
圓生之功乃惡症中至寶丹也

蟾酥二錢酒化輕粉五分枯礬寒水煅銅綠乳香
沒藥膽礬射香各一錢雄黃二錢蝸牛二十一個硃
砂三錢○各為末稱準於端午日午時在淨
室中先將蝸牛研爛再同蟾酥和

研稠粘方入各藥搗匀丸如菉豆每服三
丸用葱白五寸患者自嚼爛吐於男左女
右心色藥在内用無灰酒一茶鍾乘熱送
下被蓋如人行五六里出汗為效甚者再
進一服修合時忌婦人鷄犬見聞正宗

噙化丸　治梅核氣乃痰氣結於喉
中嚥之不下吐之不出如毛草常
刺作癢新則吐酸妨礙久成閉塞
胆礬硼砂明礬牙皂雄黃各等分為末紅棗煮爛取肉為
丸芡实大空心噙化一丸溫黃酒一杯過
口内服蘇子降氣湯正宗

臟連丸　治痔無論新久但舉發便
血作痛肛門墜重者黃連淨末八兩

公猪大臟。盡頭一段、長一尺二寸、溫湯洗
用酒二斤淨、將連末灌入臟內、兩頭扎緊、
臟藥共搗半砂鍋肉煮酒將乾為度取起搗
丸梧子大如泥如藥爛再晒一時許復搗
服除根、每服七十丸空心溫酒送下久
正宗

鐵布衫丸　治情不由己。事出不虞。
受害一身。重刑難免。當預服之。受
刑不痛。亦且保命。

自然、銅。煅紅醋浸當歸。酒洗搗膏無名異。
洗去、浮七次香油搽殼上沒藥。
上乳香。木鱉子。灰焙用肉
各等分為末、煉蜜丸
地龍。去頭晒乾蘇木。如雞頭実大、每服三
丸預用白湯送下縱非刑辱拷可保無虞、
正宗

結毬丸　治一切乾濕疥瘡。膿窠爛瘡瘙癢無度者效。

樟冰。輕粉。川椒。枯礬。水銀。雄黄。各　錢　楓子肉。百個另礪。俱為細末、同大楓子肉再研和勻、加柏油一兩化開和藥攪勻作丸、圓眼大於瘡上擦之、正宗

百靈丸　治喉中結塊、不通水食者、百草霜。蜜和丸芡子大、水化一丸、灌下、甚者不過二丸簡便方、單方經驗

二會茴香丸　治一切如疝神頹疝

尤為要藥

第一料　大茴香拌鹽五錢炒和鹽秤　沙參。川練子

去核木香○各一兩○右為末，飯為丸梧子大，
炒　每服三錢，空心鹽湯下，一日
三服，縂完，便接第二料，加前方加蓽撥一兩，
五○為丸，若未愈，服第三料，照前二
檳榔○錢　方、加
白茯苓四兩附子製○一兩○和丸服、兑三十
年之久犬如樣
樣者皆可附根○医中必謨

西聖復煎丸○治楊梅瘡毒已破、危篤。
百方不效、用此如神。
丁香○焙二兩各乳香○沒藥○兒茶○各兩阿魏○四兩血竭○花
蛇○各兩四末白麪○炒一斤蜜○六兩香油○四兩棗肉○為末搗
土茯苓四兩、煎湯花服
丸彈子大○每一丸○效、拔構寳共單方

大棗丸 每遇久爛不堪、將見内腑。

山羊糞 晒乾、入鍋炒炭、存性，同熄磨粉、收藏、每遇症者，以大棗去皮核、先搗爛如泥，然後入前粉、搥至成丸、每服四錢、黑棗湯送服、 全生集

刻歡丸平 又名過街笑，專治風火虫牙○

蟾酥 一錢酒化入 五灵脂 射香 各錢○ 研加為丸、二百粒、藏瓶内、每取一丸、咬於痛牙、丸化全愈、 全生集

紅棗丸 專治瘡癧○

白殭蠶 紅棗 各四兩○ 先用水煮、紅棗二滾、取棗湯、洗殭蠶、棄湯，以棗去皮核、搗爛，僵蠶硒乾為末、二兩同棗搗和為丸、四兩仍用紅棗湯送下、服完全

愈、全生集

消管丸

苦參四兩 川連二兩酒炒 當歸 槐花 蓽澄茄各二兩 五倍五錢 ○各爲細末，用馬蹄鱉兩個，約重八九兩，柿餅四兩，以水共煮，去鱉骨，搗煉，入前末，搗和丸，空心每服四錢，白湯送下，其管自出。全生集

○消醒丸

潰爛毒水未盡而服、翻花起肛、毒氣攻心、癰癧未成皆用。

乳香○ 沒藥○各二兩 射香○三錢 雄黃○五錢 ○共研末，飯爲丸，菉荳大，每服三錢，熱陳酒送服，醉蓋取汗，酒醒癰消痛息。全生集

犀黄丸 凡患乳岩、瘰癧、痰核、流注、肺癰、小腸癰等毒。

醒消丸 内除去雄精，加入犀黄三分 ○ 一樣為丸。每服三錢，熱酒送下。患生上部，臨卧服；下部，空心服。全生集

三黄丸 一 專治懸癰紅腫熱毒疼痛，大癰、楊梅廣瘡、結毒、火毒等症。熟大黄三兩 乳香 沒藥各一兩 雄精五錢 射香半錢 犀黄三分 ○ 以熟軍酒浸透，入椀隔湯蒸，俟軍軟，搗爛，然後以五味和，再搗千槌，如梅梧肉，每服五錢，連服十次，甚險全愈。全生集

五通丸 凡大癰生於要緊穴道，將

忌用刀開

在發咸之際。服此甚效。如與三黃丸間服更

妙、廣木香。五灵脂。麻黃。沒藥。乳香。各淨末將飯先

搗入藥再搗為丸如梧子大臼另以蔥

歸赤芍連翹甘草等煎湯丸五錢全

生集

又蟾酥丸又名飛龍丹　與前有倣

與前相倣加血竭。穿山甲。殭蠶。全蝎。各錢角酒為丸菉荳大

刺、冰片。紅砒。三分天龍。即蜈蚣去足三錢

蔥白裹一丸、敲碎酔服、。白疽忌用、

全生集

咽喉

牛黃、解毒丸　此藥能清心發豁痰。

鎮驚。墜火。及肺癰痰喘、咳嗽、心隔迷悶。小兒驚風。一切咽喉急症。無不見效

牛黃。三分 青黛。二兩 冰片。五分 雄黃。五錢 兒茶。三錢 官硼。五錢 薄荷。三兩另研 宜加胆星。四兩。俱細末、蜜丸如芡大、噙在口內自化、嚥下、一夜用二丸、小兒減半、全生集咽喉症

大內秘傳瘿瘤丸

海藻。礬水洗 昆布。水洗 海螵蛸。海粉。過尼 海螺。海帶。各等分 甘草。少許 如頸下搖者、用長螺不搖者、用短螺。海螺有長短、每種 共為末。蜜丸如龍眼

大。每用卧時口中噙化一丸。神妙。刊本

消痰核丸

橘紅。赤苓。連翹。大黃。煨各一兩　草節四錢　山梔。八錢　炒杜蠶七錢　花粉七錢　右為末，神麯七錢打糊為丸菉豆大。每服七八十丸，白湯送下。

楊毒瘡丸　建元師傳屢驗愈馳

胡黃連　黃芩　黃柏　甘草各一錢　生大黃三錢　敗玻璃灰一錢　共為末，商陸草白根搗汁為丸梧桐子大。每服四錢，空心服。若不行，以燒酒催之。行五六次，粥湯止之。至重者三服全愈。

子龍丸治瘰癧橫痃初起皮色不異每服三分淡姜湯服

甘遂 大戟必要按法全生集精細法製為粉 白芥子

磨為末各等分煉蜜為丸日服三次 忌與甘草之藥同日内服

濟世秘方卷之二

南滙張文蔚國琦録　又號薌萸

瘡瘍科

諸散部

神仙敗毒散　治癰疽發背疔瘡腫毒

錦紋大黄十兩　白芷五兩　穿山甲二兩半趁炒　共為細末男子服三錢女人二錢半老幼二錢陳酒調下預先嚼芝蔴或茶吃以防其吐

抄本

硝黄散　治癰疽發背無名腫毒流注手背未成已成服之膿血從

大小便出乃外科之聖藥也

或作丸服亦可

芒硝 沒藥焙各四錢 各乳香焙 姜蠶炒 杏仁去尖各三錢

大黃 白芷各五錢 川山甲三片黃色焙 共為細末

每服三四錢 水酒各半調下行膿血三五次以溫粥湯止之 抄本

拔毒散 治大毒初起

蒼耳子草梗中青蟲一小盃 入白砒二錢 共

研極爛作餅 發 抄本 遇大毒未成膏以少許摻上 用膏藥蓋之取出黃黑水神

服退毒散 治諸毒

肥皂莢三條去核 入乾蜈蚣三條去頭足 去 合定銅絲

燥佳。瓦上炙至烟盡為度。研極細末。陳酒調服三錢。甚效。抄本

珍珠散 治癰疽發背對口等症已潰者服之能退膿爛生肌無不神效并治金石傷爛

龜板 鱉甲各錢半炙黃色 硃砂 血竭 孩兒茶 赤石脂 海螵蛸 象牙各一錢製黃色 乳香二錢去油 沒藥去油 硼砂各三錢 輕粉三分 珍珠五分 各研細稱準，并入研至無聲為度，磁瓶收貯，勿令出氣。以少許摻上膏藥蓋之。神效。抄本

又珍珠散 治諸瘡不能收口生皮下疳腐爛湯火傷爛疼痛不

月白散
止者皆神效
青鉛花五分如無以頭靛花而翠色者代之青浮琊珠一戊豆腐內煮數滾研至無聲真輕粉一兩極細共研極細勻瓶收貯○腐爛疼痛者甘草湯洗淨猪節筋調搽○諸瘡不生皮者下疳初起皮損者乾搽○婦人陰蝕瘡及新嫁女內傷湯火傷痛甚者用玉紅膏搽之○
按此方內用輕粉一兩似覺太毒恐誤學者慎目考明之梅菴謹抄本長肉
又珍珠散
治諸瘡腐爛久不收口
橄欖核二十個煅乳香、沒藥珍珠孩兒茶血竭
赤石脂白占各戊丰冰片五分龍骨煅二戊硇砂

甘草黃柏各錢 紅粉霜三錢。共為細末，每用少許摻膏藥貼之。抄本

代珎珠散

將活蜂泥裹煨過，去火氣，研極細，加冰片，再研，多摻之。抄本

長肉生肌散 諸瘡癧毒皆用

龍骨 鉛粉各煅 乳香三 沒藥 血竭 兒茶 輕粉 象皮各切一片，滚水泡沉，更妙 炙錢 冰片二分 赤石脂煅二錢 海螵蛸五分 鷄內金煅黃錢即。共研極細，每用少許。加珎珠二分 抄本

生肌散 凡不收口者摻膏藥上貼之即愈

盧甘石三錢白龍骨三錢川黃連三分切片將黃連
煎汁甘石煨紅色入黃連汁內淬五六次
龍骨煨淬三四次加冰片二分○共極細末取用抄本
又生肌散
寒水石煆去火氣緋丹血竭少許共研細摻膏藥上貼抄本
妙貼散治諸毒惡瘡
淨雄黃十斤研細蕎麪小白麥麪各五斤用水拌
匀木箱內踏成麯片单帋包裹陰乾研極
細用○肉硬血流濕爛疼痛水調○天泡瘡火丹肺刺火刺菜油調○癌疽諸毒異形硬大丏瘡及走散閉無膿者青汁調敷抄本

神效沉底散（治愈）及蛀臁瘡神風瘡神

多年糞坑底下磚（取起陰乾）煨陳光粉（各煨等分）研極細菜油調作夾膏紮患處日換一次二三日後不必換并不可開動直至愈方可揭去若婦人須待月信後治之立效（抄本）

（糞猪坑内不可用。如無陳光粉以鉛粉炒黄用）

血竭散（治臁瘡過身生瘡久不收口者摻之即愈）

乳香沒藥（各去油）血竭輕粉明雄黄（各錢）水銀一錢鉛（烊化治）五分冰片二分孩兒茶五分杏仁七粒（去油）

施桃末三分共為細末摻患處立愈（抄本）

拔管散　治身上漏管，并眼漏。

杏仁。不拘多少，去皮尖，去油，入乳拌，晒乾，研細，加冰片少許，以皮紙撚作條，蘸藥插探自愈。抄本

又拔管散

地鱉虫。爲末，以綿帛条入虫末在内，撚成線，稍用蔴油引入，每次即愈。抄本

又拔管散

車真虫。爲細末，搽入管内，其管即自爛而出，以凡水洗之。抄本

服

又拔管散

綿花仁。四兩　肥皂核去殼炒脆　穿山甲炒各二兩　蜣螂

刺蝟皮各炙一兩　槐米炒五兩　明礬　側柏葉炒各四兩

共為細末，紅砂糖拌，每服三錢，白湯調下。

服完全愈。抄本

服

內補十宣散 一切瘡痒者，血虛也。此藥能消風活血托裡，成膿，如痛毒不瘥，用此方。每服五錢，熱酒調下，服至半月，瘡口自合。不飲酒者，濃煎木香湯，冲酒半盞調服。男婦老幼皆用。

可作湯藥用

人參 當歸酒洗 黃芪搗碎，鹽水浸拌乾 川芎去土炒

厚朴去皮，薑汁炒 桔梗焙 桂心去黑皮，不見火 白芷

生用，各一兩 防風焙，錢 共為細末，熱酒調服。抄本

替針散 抄本 已效

木別子 草烏各五錢 共磨濃漿，以鵝毛掃塗

患處四圍中留一孔，不特加捺，不半日即破，其效如神。

代針散

蚕蛋一個炒存性為末酒調服即破不可多服一個 抄本

金黃散 治陽症 其名即如意金黃散主治症

天花粉一兩 黃柏 大黃 姜黃 白芷各五錢 厚朴 陳皮 甘草 天南星 蒼朮各二錢 共為細末密調塗 清茶調亦可 抄本

玉龍散 治陰症 其名回陽玉龍散在後主治

軍姜即良姜 草烏各三錢 赤芍藥炒 白芷 天南星各一兩 肉桂五錢 共為細末熱酒調塗 抄本

鉄箍散　治諸毒

芙蓉叶竹白芨白蘞各三兩無名異茅針花炒黑

共為細末隨症調用。發散紫蘇葱汁調。○催膿醋調。火丹側柏葉汁調。面上鷄子清調塗。抄本

金砂散　降藥

白砒。明礬。乳香。没藥。全蝎。各兩雄黃。硃砂。各三錢

共研細。置陽城罐內。覆蓋于粗碗底上。擱在兩塊磚上。下用水火炭排揀在罐底上。降三炷香。取起去火毒。每藥六錢。加撫薑錢。血竭三錢半。真赤五錢。加氷片一錢。研細。以少許摻患處。用膏藥蓋之。抄本

治百種惡毒散

五倍子焙乾一兩 孩兒茶五錢 共為細末清茶調敷留頂出氣 諸般惡毒皆要效 抄本

喉 壁錢散 凡熱痛喉症用吹最效

壁錢七個六七月取有子 老蟢蛛二個髮紮好用 明礬七分 溶粘化以髮紮壁入溶粘足燈火炙透研 全生集

喉 珍珠散 治牙痛牙根紅腫口喉刀點以散吹

硼砂 雄黃精 川連 兒茶 人中白 冰片 薄荷 黃柏各等分 大破珠減半 各為極細末貯用 全生集

口 赤霜散 專治走馬牙疳延爛穿腮不堪危險之症

紅棗枚去核入紅砒如荳一在紮好瓦上炙至烟盡為度加入冰片一分研吹效速如神久爛之孔生肌亦速 全生集

又 全生集

白馬前蹄修下腳皮炙灰存性為末入冰片少許吹患處立愈

南星散 專治牙蝕同患骨槽風以致牙蝕一邊骨穿腮

南星枚挖空入雄黃一塊麥麪包裹火燒存候雄溶以盃合定遠火自候冷去麪研細加射香拂患數日愈 全生集

固齒散 專治動牙齒搖 全生集

老鼠頭骨[illegible]同鹽煆存性研細以擦動[illegible]牙即收上不擦

服

回疔散　全生集

白湯送服二錢少刻大痛二則

許殺毒化黃水痛止命活

土蜂窠一有子者一兩蛇脫一條研泥裹火煆存性為末研敷用

拔疔散

番砂　白丁香　輕粉　乳香　天龍各一錢　底蜣螂　射香

各錢　金頂砒六分　插入疔孔　搗為丸如芥子大　取蟾酥一錢　酒化　全生集　宜帶長以便

合掌散　專治癩疥陰囊癢

硫黃一錢　鐵繡一錢　紅砒六分　共研極細如麩取

和瀣大碗內勿使厚薄以碗覆於清土調

取艾置碗下燻藥得煙乾再研極細

每遇此症者用藥一錢可敷數次点愈臨用以右手中指羅门粘满香油再在色内粘藥塗入手心合掌數磨止有藥氣不見每日早晚二次搽至四五日（光搽）不發全生集

二美散　專治膿疥雜間者

吳茱萸（焙）　硫黃　等分各研極細如麩照前法蘸入手心合掌磨搽每日二次愈後再搽三四日全生集

五美散　專治膿窠瘡生疥濕毒狐孫

支脂（兩）　東丹（兩，炒）　透硫黃　雄精（各三錢）　輕粉（一錢）

共爲細末入洞天膏嫩調敷外以綿帋掩綁不可動揭五日後揭下專敷一二次全愈如湿毒癬樓先以金銀（花）敷々次以前膏加敷全生集

金銀散　專治惡瘡極癬

硫黃一兩溶加金銀箔珠五錢攪和離火倒節上上冷取研細醋敷止痔如破爛二
孔痔極者白蜜調敷全生集

金霜散　治不痔惡瘡

杏仁去皮尖三錢　雄黃一錢　輕粉一錢　研末猪胆調敷　全生集

勝金散　全生集

人參、山漆、磨粉，米醋調塗，患消痛息，潰者乾敷立愈，刀斧傷

代刀散

角刺、綿黃芪各一兩炒　生甘草、乳香各一錢　末五每

服三錢，酒服立潰

拔毒散

巴霜一錢　雄黃一錢　冰片五分　麝香一錢〇　共為細末〇取撒膏上、貼則拔毒盡氣、使無後患、胎前產後之婦忌用　全生集

五寶散　生肌〇　全生集

人指甲〇五錢　用紅棗去核、逐枚包甲、以長髮五錢、紮棗同象皮薄片五錢、入瓦上炭火炙溶成團、存性、取出研細、加麝香冰片三分、同研、生肌速效

山蓮散

大活鯽魚〇一尾、去雜、破腹、以山羊糞〇塞實魚腹、放瓦上漫火炙乾、存性、研末、加麝香〇腑一錢、同研、如潰爛不堪、与内止隔一膜、用此撒上、奇功立見、全生集

象皮散

猪身前蹄扇骨。煆灰研粉十兩，加入象皮。炙灰存性一兩、共為細末、凡遇爛孔如掌之大者、以此撒上至孔收小、後用六和散、數藥能愈、刀傷跌損出血、全生集

六和散

海螵蛸。龍齒。水飛象皮。炙存性研極細爪蝎乳香。輕粉各等分加研極細、或乾摻、或鷄油蛋調拂、全生集

推車散

專治多骨。

推車虫。炙研細末每一錢入乾薑末五分研極細用吹孔內。內有骨、次日不痛自出、吹過週時、無骨出、則和內無多骨也、全生集

停耳散

治耳內有膿作痛。

鮮白鰲魚。腦中枕骨，入火燒紅，取出候冷，加冰片研末，共用棉花捲、乾水膿，吹藥二三次、即愈、全生集

玉屑散 咽喉 又名五馬破曹

薄荷。三兩，另研 官硼。三錢五分 雄黃。三錢 兒茶。一錢 冰片。三分

為細末。研勻。貯罐不洩氣。此藥極能清理臟腑，如頸頂口、舌、破、爛諸痛皆效，日用、九次，以茶匙挑在舌上，含一會嚥下。如鎖喉風，口內乾枯者，以無根水灌下此藥，一進即能開閉生津。若脾泄胃氣弱者，不宜多用。飲無禁忌。全生集

紅內消散 咽喉亦要

蜈蚣。去頭足，切斷，同米炒，以炒米黑為度

上辰砂。末，水飛，聽用

乳

知去淨穿山甲炒末象貝母研沒藥去油
血竭雄黃各分寺射知少許共研細末每服
七分小兒減半酒下此藥專治無名腫
有膿即出未膿即消乃毒服之即能止痛
即愈而方安也咽喉之要藥服之

龍虎消毒散

金玉治癰疽發背一切
百腫無名腫毒風痰結
毒底作應發顧內外吹乳瘰癧初起
增發熱四股拘急紅腫堅硬而作
脹痛者用一力挂搽膏藥七貼瘡
頂四迫用數藥圍之內服煎劑丸
丹則可內消已成膿者亦大變為
小已潰者㨪于瘡口內嘔風化毒
消腫定痛誠外科首用靈丹也

潛龍三條煅灰蜘蛛千搭明凡三分全蝎七箇蝎虎去酒洗

瓦七十個炙脆 蟬脫去足五錢焙 蜈蚣去頭足十四條 五倍子炒八錢 黃金石花三錢 穿山甲炒數七片 氷片二錢 射香三錢 ○端午日前一日各製為極細末至明日午時稱準分兩研勻貯瓶 全生集洞庭傳來抄本

八將擒王散名十面埋伏散藺臺方

加蜜陀僧○四錢 膘硝○四錢 此無蜘蛛、少蜈蚣、七柔射六分氷錢、雄黃、錢、

此方有模糊不明、全生集洞庭傳來

○三仙散 金玉治沿皮濕爛等瘡、及小毒出膿而有腐口、臁瘡爛腳

了、此方便殊效靈、

銀珠○四兩 ○捲入火紙中燒之去灰 土貝母○二兩 硃砂○四錢

生研極細　洞庭　共研粉散勻擦之靜安名紅

鐵箍散　準純　治癰疽腫毒

草烏、土貝、花粉、芙蓉、叶、南星各等分為末

醋調塗留頭　如乾再敷　洞庭方

正鐵箍散　溫敷

土貝、白茵、蒼耳、草灰、諸論加龍骨二錢　尤妙研

末水調　此方敷疔毒、漫腫生效　更捷　洞庭

太平散　治大人小兒頭面滿身無

論楊梅天泡癩癧癬等瘡

倍子一錢　白芷梢二錢　生石羔五錢　陶丹五錢　雄黃

一錢輕粉各二錢膽凡一錢炒熟石羔五錢研末加昇葯為大小輕重量用之麻油調搽　洞庭方

千毒逍遙散　治下疳陰蝕血風大人小兒男子婦人陰户等處

銅菉四錢掃盆二錢黄白占各五錢甘石二兩三黄湯製過

麻油三兩半呂肉熬入黄白占溶化熬至麻油多白花滄清蛆為度再濾上藥共研細入熱油內攪勻成凝膏貼用　洞庭方

烏龍散　提肉毒

益母草老栀一兩炙灰存性乳香一錢沒藥一錢加硃砂五分研細敷　洞庭方

輕粉

銀杏散　治婦人濕溼熱下注。陰中徹痒，難忍。內外生瘡等症

杏仁。去皮尖錢　水銀。錢製　鉛　雄黃。錢　研末。每用五分。棗肉一枚、綿色留線在外、用搗痒煎洗　藥球入陰內留線在外小便取出再入　一日二換、重則四五枚即愈　洞庭方

蔡蔦散 芦　治陰中。交出如鷄冠蛇頭菌等樣。

川芎　白芷　當歸　甘草　胆草　等分煎服

雄黃。輕粉。鱉頭。煅錢各　冰片。一錢　蔥管。蔡蔦芦各半錢

研細。用當歸湯煎洗後搽藥、早晚兩次、其患即收。洞庭

神仙拔漏散　遠近諸漏皆治。

生地○當歸○牛膝○廣皮○各四兩 五茄皮○六兩 開口

松子○三 服 即隨磨意付飲 敷材藤入再酒一埕在熱窨 洞庭方

柳花散 治喉瘡○口舌生瘡○走馬牙

疳○咽喉腫痛○

青黛○蒲黃○黃柏○炒 人中白○煅兩各 冰片○硼砂○

各五錢 研細聽用○ 洞庭方

回陽散 治諸陰毒○附骨疽○寉膝風○

等症○

川烏○草烏○去梗 杜樣皮○赤小荳○五倍子○炒各二兩

生南星○兩 白芷○獨活○各四兩 雄黃○五錢 爲末○芙

蓉花叶、对酡、陳小粉，炒黑，葱酒調塗。洞庭服

無敵散　治發背、癰疽、附骨等疽

川烏三錢炒　草烏五錢去皮　片甲一錢炒　大全蝎七個去頭足　姜蚕炒一錢　白芷炒一錢　蜈蚣一錢去頭足　露蜂一個炒　升麻一錢半　天麻手。一錢半湿紙包煨切片　爲末。杜三錢、研二錢，老酒下。洞庭方

西黄化腐散

西黄。雄黄。各一錢　硇砂。五錢　殭蚕。製　氷片。元明粉。各一錢　没药。去油一錢　研末。蔴油調敷。拔毒聖药。洞庭服

班白散　專治血症、便毒。

班毛。炒一錢　白芷。八分　爲末。酒服。六分　空心，酒下，即時見效。單方

服凌霄散　專治癘風神效。
蟬退。地龍。焙去土　白姜蚕。全蝎。各個　凌霄花。五錢
共、末。每服錢、酒調下、不時沐、浴、每浴坐湯中浸一時、火服藥神效、赤水玄珠
○煎服神效散　治鶴膝、附骨疽、皮色不變、大腿通腫、疼痛無奈、及痢後脚痛緩弱、不能行、或腿膝腫痛等症
人參。三錢　防風。白朮。附子。當歸。白芍。杜仲。黃芪。羌活。牛膝。甘草。熟地。各一錢　姜三片　水二碗煎
半、食前服。　秘方集驗
○蒼朮散　治一切風寒、濕熱、足膝、腰臂、疼痛、及一切脚氣、百發百中
蒼朮。米泔水浸一日炒　鹽黃檗。去粗皮酒浸一日炙焦　各五錢　為末一日

四五服、　医方選要

服護心散　治癰疽三日內、宜連進十服、方免變症、使毒氣外出、稍遲內攻、漸生嘔吐、不食則危矣、五日後、宜服、李嗣主外科方

眞菉豆粉一兩、乳香五錢、燈心灰、研、加以生甘草濃煎、調下、一錢、時時呷之、毒氣沖心有嘔吐之症、大宜服、

鐵箍散　一切腫毒初起圍之即消、已成圍之毒氣不致攻走、無腫圍之、有膿未潰即潰、已潰膿即追出

芙蓉叶、姜黄、白蘞、白芨、五倍子各五錢、大黄、一兩、蟹殼五個、陳小粉一兩、研末、醋調圍　經驗方

定疼散　凡搭手發背破爛者、只用

糖霜山药打爛塞在毒内不臭爛肉自去新肉自生初起日換三次三日後一日換一次煎甘草湯洗用軟綢蘸之洗去再敷待肉長滿方止

山药一兩白糖霜大黄各四兩打爛敷上即止疼单方

服透膿散治諸瘡毒貼骨癰疽不破不用刀針一服即穿透

原蠶蛾○一個燒存性酒調服即透此方神效○切不可服二個外科發揮

小奪命散治疔瘡及腦疽惡毒其效如神

槐花子○蒂丁草○千頭子○即掃箒子各等分○

水煎通口溫服加○酒和蟾少許尤妙萬病回春

瘰神效散末破用此而消已潰爛至章兩肩胸腋茄子大四五年不治其效如神

沉香。五錢 羌花。三錢炒 月季花萹。即月月紅二錢 碎剉入

大鯉魚腹中。放尿內遊死者、 就以魚腸封固。酒

水各一盃。煮熟、食之。即愈。談基翁試驗方

護心散 治瘡毒內攻、口乾、煩躁、惡心嘔吐者、宜用此藥、

真豆粉。一兩 乳香。淨末三錢 硃砂。三錢 甘草末。一錢 右

共研極細。每服二錢。早晚二次。白滾湯下正宗

透膿散 治癰疽、諸毒、內膿已成、不穿破者、宜服之、即破、

煎服

黃芪。四錢 山甲。炒末一錢 川芎。三錢 當歸。二錢 皂角針。一錢

五分 酒水各半煎服、 正宗

如意金黃散 即前之金黃散同、前方著治者、陽症二字、今又

正之具調丹走毒雀無欲湯痛錄
宗除此數黃不所脉頭作用叢者
順諸○水定生風皮膿蒸熱特
台引如漆者患等色者調未著
天理湯瘡蜜必疕不俱數成之
時取潑煎水皮俱变用○膿治
洞寒火血調膚用溼蒸如者諸
竅熱燒攻數亢熏瘻湯微反者
瘍溫皮注○熱酒流同熱夏瘡
勢涼膚等如紅煎注蜜微月○
使制破疕天色調附調腫大凡
引之爛用泡光○骨數及令遇
為又麻大火亮如隱○大時紅
當在油蓋丹形風疕如瘡俱赤
也臨調根赤狀熱瘡漫巳可腫
用數汁搽遊翠疕腫成茶者

四虎散　治癰疽腫硬厚如牛領之皮，不作膿腐者宜用。

南星　草烏　半夏　狼毒各等分，為細

末○猪腦同搗敷瘡上○留正頂出氣○
正宗

重刊
真君妙貼散 治癰疽、及異、形異類、頑惡大瘡、歹瘡走散、不作膿者宜用此藥、不痛者即痛、痛甚者即止、

明淨雄黃、一斤蕎麵半斤白麵半斤○共一處清水拌乾濕
曬成薄片麵陰乾再研極細用新汲水調
敷如皮破血流濕爛疼苦等症麻油調搽
天泡火丹肺風酒刺染布青汁調之並效、
正宗

煎服
回毒銀花散 治腦疽、及諸陰瘡不起、色變紫黑者、急服之
金銀花○連枝二兩葉黃芪○四兩生切甘草○兩切將紹酒
煮炎三四沸取起○渣服之蓋暖患上其瘡漸
头後用托藥潰濃ゝ高腫此轉陰為陽吉
黑水此真陰不治、一如瘡後服頭不起流出
正宗

鉛粉散治冷疔生于脚上、初起紫白泡、疼痛徹骨、漸至腐爛、深孔紫黑、血水氣穢、緣久不瘥、用此太效

黑鉛四兩鐵杓化開傾入水中、取起再化、如此百遍以鉛盡為度、取水澄下者三錢　松脂一錢　黃丹飛炒五分　輕粉五分　射香一分　麻油調塗瘡口、油帋蓋好　正宗

束毒金箍散治疔瘡針刺之後、餘毒走散作腫、宜此藥箍之

鬱金蟬肚　白及　白蘞　白芷　大黃各四兩　黃柏二兩　輕粉五錢　菉豆粉一兩　共為細末漿調箍四邊、夏熱甚者蜜水調、正宗

冰蛳散治瘰癧、堅核、不消、用此點落、癧核如馬刀根大面小及失

喉症等忌用　正宗

大田螺五個晒乾，去壳。白砒一錢三分，裹煨熟，麵。冰片一分，碙砂二分，共為末，收貯。凡用時先灸七壯，起泡，將針挑破，將前藥一二厘，津唾調成餅，貼灸頂上，用綿帛厚糊封貼，核上方動泄氣，七日後四邊裂縫，再七日其核自落，玉紅膏補，藥兼助，完口。癭瘤諸瓶高突異形，唯狀者並發。

金鎖匙　治喉閉纏喉風，痰涎壅塞，口噤不堪閉，湯水不下。

焰硝半兩　硼砂五錢　片腦一字　白姜蠶一錢　雄黃三錢

各另研為末，和勻，吹患處，痰涎即出。如痰芸出，腫痛仍不消，急刺針患處，去惡血，服前　正宗

治喉烏龍散

治咽喉腫痛、痰涎壅盛、喉風、喉癰、乳蛾等症並效，其餘不效。

用猪牙皂角七條、去皮弦、為粗末、水一鍾、煎半、入乳三匙、冷服、即時非吐即瀉。正宗

○神效吹喉散 治纏喉風閉塞、及乳蛾、喉痺、重舌、木舌、等症、效、

薄荷○姜蚕○青黛○朴硝○白礬○火硝○黃連○硼砂不[illegible]

各五錢○各為細末、臘月初一取雄猪胆七八個、倒出汁、用小半和藥拌勻、復灌胆殼、以線紮、用青絲節色好、掘地潭、用竿橫吊于中、仍鍾板匕泥瓷、至立春日取出、陰乾、去胆皮、瓶貯、每藥一兩、加冰片三錢、同研細、吹匕神效○此治諸的通神聖萬兩黃金全於不傳。正宗

氷硼散 治咽喉口齒新久腫痛，及久嗽痰火咽啞作痛。

氷片五分 硃砂六分 元明粉 硼砂各五錢 共研細。

吹搽患上，甚者日五六次，最效。正宗

五倍子散 治諸舉發，堅硬疼痛難忍，或臟毒肛門泛出腫硬不收，亦效。

五倍子 一個，敲一小孔，陰干癩蝦蟆草揉碎填塞，濕紙包煨，取為末，每錢加

輕粉三錢 冰片一分 共為末，乾搽痔上，不動其腫痛即除，用枳殼湯洗亦可。

除根柱效，永不再發。正宗

嗅痔散 醫內痔不得出，用此藥填入肛門，其痔即出。

草烏生用一 刺蝟皮一錢燒存性 枯礬五錢 食鹽炒三錢

射知。錢五 冰片。二分 右為末。用津唾調入。瘡填入肛門。片時痔出。去藥。上護痔膏。在卷三內 正宗

枯痔散 護痔膏後用。凡痔泛出用此塗之、年淺者。五七日、深者八九日、待痔乾黑後、不用此藥用此起痔湯、在後

白凡。二兩 蟾酥。二錢 輕粉。四錢 砒霜。一兩 天靈蓋。水浸煅紅火。磁共為末、磁內封密、煨之二時、次取藥、又研搽、每日辰午申、三時、用溫湯洗、上藥三次、上至八九日、其枯黑堅硬住藥裂縫、待其自落換起痔湯、正宗

生肌散 治痔上枯藥之後。脫落孔竅。不收者。宜用此搽。

乳香○没藥○各兩 海螵蛸○水飛五錢 黄丹○水飛四錢 炒 赤石脂○煅七錢 龍骨○煅四錢 血竭○三錢 熊胆○一錢 輕粉○五錢 冰片○一錢 射香○八錢 琥珀○煅二錢 共為細末 瓶收貯 早晚日搽二次 蓋漸斂而平○ 正宗

銀粉散 治下疳、毋論新久、但腐爛作痛、及楊梅瘡、薰後結毒、玉莖腐爛、或陽物半傷半全者並宜用之

好錫○六錢下 化開硃砂末○三錢 攪炒砂枯去砂留錫再化開投入水銀○兩和勻、傾出聽用、杭粉兩研細鋪夾紙平山匕捲成一條点火匕煨至紙盡為度吹去灰用粉仝煎水銀加真輕粉兩共研細遇此症者搽匕止痛生肌收斂極效 正宗

翠雲散 治楊梅瘡、已內服藥、根腳不紅、瘡勢已退者、用

銅綠。胆礬。各五錢 輕粉。石羔。煅各兩 共為細末。遇濕瘡乾摻，乾瘡公猪胆汁調。三日点三次 其瘡自乾而愈。

鵝黃散 治楊梅潰爛成片，膿穢多，而疼甚者，宜用之。

石羔。煅 輕粉。黃栢。炒 為末、乾摻爛上、即生痂、再爛再摻、毒盡乃愈。此解毒止痛收乾之聖藥也。正宗

硫黃不二散 治楊梅瘡結毒、發于咽內、腐爛疼痛、湯水难入者、

硫黃。一錢 靛花。分伍 為末。涼水一杯。調服、其疼即止、飲食

頭痛
雀腦川芎
白芷 辛夷
葱汁調稠
貼太陽穴

可用。正宗

碧雲散 治結毒入于巔頂，以致頭疼脹痛如破者，吹之。

鵝不食草一兩 川芎一兩 青黛一錢 為末。患者口噙涼水，以蘆筒吹藥，疼之。左右鼻內取嚏為效。正宗

生肌散 治腐骨骨脫出、肌肉生遲，不能收斂者，用此擦之。

石羔。輕粉 赤石脂各錢 黃丹、飛二錢 龍骨。血竭。乳香、朝腦。各三錢 為末。乾擦、軟油調，二日一洗、一換。正宗

鼻痔

硇砂散 治鼻生息肉、如榴子大、下垂，名為鼻痔也。正宗

硇砂一錢 輕粉三分 冰片。五厘 雄黃。三分 為草桔咬毛。蘸藥勤點痔上。自然漸化黑、水。而愈

鎮風散　治破傷風諸藥不效，事在危急者用之，以應也。

鰾膠，切炒，微焙。杭粉，焙黃。皂礬，各兩，黃色，炒。硃砂，三錢，另研。為末，每服二錢，熱下酒。

阿魏化痞散

川芎、當歸、白朮、赤茯苓、紅花、阿魏、鱉甲，炙，酥炙，各錢。研大黃，酒炒，八錢。蕎麥麵，兩，微焙。為末，每服三錢，酒下。三日後腹痛，便出膿血，為驗。忌生冷葷腥等件。正宗

雄黃散　治天蛇頭初起，紅腫發熱，疼痛徹心者，宜用之。

雄黃，二錢。蟾酥，微焙，二分。冰片，一分。輕粉，五分。為末，和水

調塗臍。日用三次極效。正宗

胡粉散 治天泡紅腫、發熱、急脹、疼痛、用銚破搽此藥、

杭粉。兩 輕粉。石羔。煆 蛤粉。各三錢。共為細挹乾患上、用此搽之、或用染布青汁調搽、夏天絲瓜叶汁亦可。正宗

石珍散 治天泡日久作爛、疼痛不已、膿水淋漓者宜用、

石羔。煆 輕粉。各兩 青黛。黃栢末各三錢。研細以此藥搽之、其疼即止、

紅綿散 治耳內流膿、腫痛已消、膿尚不止、方用此搽之、

枯凡。三錢 乾胭脂。二錢 射香。一分共。研細先絞盡內膿、綿裹滾藥送入耳底、自愈。

麥錢散 治小兒瘡風作癢、疊疊成片、甚頭麻不知痛、

小麥○一升炒枯黄色入鉢內和硫黄○四両白砒○一両○細末攪勻待冷取起加炯膠串餉川椒○三両生枯礬○各二両○共研細末、麻油調搽、油紙蓋扎、三日一換、三次愈、正宗

人中白散 治小兒口疳、走馬牙疳、及牙齦腐爛黑臭者、極效、

人中白○煅紅二両孩兒茶○両黄柏○青黛○薄荷○六淺冰片○五分○共研極細、吹藥瘡上、日用六七吶次、藥涎流從外流為吉、內收涎毒入裹為凶、

蛤粉散 治黄水瘡、于頭面耳項、忽生黄色、破流脂水、頃刻沿開、多

生痛瘡、治搽之必愈、

蛤粉　石羔煨各一兩　輕粉　黃柏生硍各五錢○水調冬月蔴油調搽、正宗

柳花散。治口破潰口爛斑、甚者腮舌俱腫、

黃柏末一兩　青黛三錢　肉桂一錢　冰片二分○每用少許吹之後用吐涎赴散吐涎則愈、正宗

赴筵散。

黃連　黃柏　黃芩　梔子　乾姜　細辛各等分為末吹患上、正宗

銀杏無憂散　治陰虱八腳虫也、

餅一分

水銀製鉛　杏仁去皮搗爛　輕粉　雄黃　狼毒　蘆薈各三錢

除水銀杏仁，餘藥研細，入匕二味，再研，使匀。用針挑生去氣孔，津唾調搽。

藥氣入內，愈不復生，切忌牛犬蠶肉。正宗

去腐生新散　治諸毒即瘡毒去爛肉

巴豆炒烟起焦黑為度，研極細末，敷上去舊生新

祿袍散　治口瘡、疔瘡

厚黃柏二兩　青魚胆一兩　將黃柏火炙乾，取起

以青魚胆汁塗之，汁盡為度，切碎研末，加人中

白三錢　青黛三錢　冰片三分　胆凡三錢　月石三錢　為末

磁瓶收貯。抄本

通関散　治咽喉腫痛点水亦入

青塩　白凡　月石　各等分研末吹之

二聖散　治纏喉風急喉風

胆凡二錢　白姜蚕炒五錢　少許吹入抄本喉内即愈

應驗散　治口瘡疼痛

五倍子三錢　寒水石五錢　蒲黄二錢　共為末吹患處

脂麻散　治毛穀梗喉中名曰穀賊

此治之

脂麻不拘多少炒為末湯調服二錢

人中散　治人中吊下人中喉嚨也

○白礬〇食鹽〇各等分火煅存性、研末以筋頭点之、

赴筵散　又方　治口刮夲瘡不已〇

黃栢〇青黛〇陀僧等分為末、搽上即愈、

黃眼消毒五味散

當歸〇兒茶〇煆　茵陳〇　甲片〇五錢各錢在上加

川芎〇錢二在中加杜仲〇錢二在下加牛膝〇錢二水

一盃酒一盃煎服〇

金鎖匙　治諸喉痺

硃砂〇三分月石〇二分枯凡〇分產膽凡〇一分產雄黃〇一分換用熊

胆更四六〇分一射香〇少許右藥研細、用銀管

且吹入喉內立效、

銀匙鎖　治雙單乳蛾

火硝兩炒一　姜蚕三分炒八　月石四錢四　六二錢研末

吹患處

玉鎖匙　治同前　麥歸不用

明凡一兩　用罐燉凡　入芭豆廿一粒　待凡枯

去巴豆　取凡窨地一日一夜　研末吹之

拔疔散

要黃　三錢　白丁香　江砂　硃　蟾酥　各一錢　母丁香

二錢　紅信　二厘　廿　研末燒酒浸蟾酥為丸

蛤粉散

蛤粉殼。掃盆。各錢　石羔　黃栢末。各二錢

生肌散　下疳　音巳驗

桃丹。石羔。研極　猪油　熬調。

真珠　一錢　冰片　三分　甘石　一錢　燈心灰　少許　研極

真珠散

青黛。一分　真珠。二分　共研極細　白瀾用

冰硼散　口瘡

人中白。一兩　兒茶。七錢　黃栢粉。二錢　薄荷葉。二錢

鵝口咽痛。　冰片　五分　硼砂　一錢　硃砂　五分　元明粉　一錢

退消散　半陽

乾姜。阿会。各錢　藤黃。官桂。各錢　細辛。二分　蜈蚣。半條

牙皂。二只　共研細末　用摻膏上貼之

鉄箍散

鐵店燒煤屑好醋煑研調筆蘸之 韓

生桂伏

善消散 喉痛六錢 東丹棠梗方 暑藥六炒

月石半錢 砒硝二錢 梅片三分 硃砂二錢 天麐黃二錢 牙

皂二錢 當門子 共為細末 搽膏上 退消 粒

神治遠三天之內能退退

千金拔毒散 周天錫秘方

當歸 元參 梅片 班毛去足頭 射香 白芷各八分

血竭 前胡各錢 共研細末 臨用

生肌散

血竭 龟板 鱉甲 水銀 黑鉛 兒茶 赤石脂 海

螵蛸、乳香、没藥各去油各一錢，硼砂二錢，水銀同黑
鉛化，然後與前藥共研末，擦患即好。

固齒散

青鹽八錢 白芷 細辛 甘草 故紙 蔓荊子 骨碎
補各四錢 華撥 明礬 石羔各三錢 薄荷三錢 為細末共
朝夕擦于牙根，候片時漱口。齒痛者止痛，
不痛止者不脫，其旧牙將脫作痛，自然脫
落。神妙方。

五虎二龍散

元寸三分　四六五分　蜈蚣炙八条　全蝎炙干　蜂房一錢炙

龍衣炙一錢　大酥炙一錢　共研摻膏貼之無論諸毒未腫已散

陰毒加桂末最妙

濟世秘方卷之三

南滙張文蔚國琦録

又號薊叟

瘡瘍科　諸膏部　方

太乙膏　治諸瘡腫毒陰症神效

當歸　白芷　肉桂　玄參　大黃　防風各錢五　槐枝

桃枝各二寸　菜油八兩浸春五夏三秋七冬十日入鍋煎至枯黑油滴水成珠為度遠火瀝淨渣再煎入生地乳香沒藥赤石藥各末二錢五分調勻収貯瓶內陳久為妙

抄本

又太乙膏　治仝上

大黄各六兩　生地　赤石藥　歸身　玄參　白芷　官桂各兩

麻油二斤浸煎法如前，去渣，每藥油二斤丹粉炒淨四兩，收貯　抄本

又太乙膏　治同上

大黄二兩　官桂易肉桂　仝參兩　桑、槐、桃、柳枝各五錢

此方比前方桂改易肉桂，其餘味不減，而分兩同，各二兩，又加乳香至東丹凡味

煎、浸同前，入乳香　沒藥　血竭　輕粉五錢　東丹乾貯一兩

調勻收貯　抄本

○又太乙膏　治諸瘡腫毒，不論未成已成，新久風隱症，俱可內服

丸服甚效，外貼神驗

此方與第二方同，惟改桂易肉桂

此藥味同，分兩製法同前○不過除乳沒血輕回枝東丹六

用十二两炒焦鉛粉六两手用調匀收貯　愚按太乙膏宜治陰症方有肉桂清涼膏宜治陽症方有黄連世人不察混擬互用俗謂太乙膏即是清涼膏不亦抄乎　抄本

定痛太乙膏殷閣老方名殷氏膏又治諸瘡腫毒止痛生肌神效

當歸　生地各二两　甘草两　麻油一斤煎枯去渣瀝淨再煎至滴水成珠入黄丹八两再煎滴水沉底為度去火少傾入黄白占各二两漫火再煎成取起少定入乳香没藥各末五錢收貯聽用　抄本

清涼膏　治諸瘡腫毒陽症神效

黄連。黄芩。黄柏。大黄。薄荷。甘草。山梔。枳殼。桔梗。生地。赤芍。藥。元參。白芷。連翹。防風。荊芥。苦參。姜蚕。独活。蛇[脇]金銀花。蜈蚣。當歸。白芨。白蘞。血餘。穿山甲。天風藤。木别子 各一兩

麻油五斤浸煎如法 前去渣。入乳香。没藥。龍骨。血竭。輕粉 海螵蛸 水浸晒乾去殼 赤石脂 煅石羔。各研細末五錢調汁 入料丹。十五兩 調極勻收貯。

此清涼膏原方，其餘皆加減者細考自明知 抄本梅菴誌

又清涼膏方 内有萆麻仁、怀孕婦入患生下部不宜用、恐防

墮胎、

大黄○ 白蘞○ 本別無○ 萆麻仁○ 元參○
血餘○ 阿魏○ 血竭切片研細入 甘草○各等分入麻油煎
枯○去渣、瀝清○每淨藥斤二入炒鉛粉斤一蜜
陀僧三調勻收貯○

○清涼內消退毒膏 治諸瘡腫毒疔
毒○三日內不可揭動則退全愈○
大黄○ 苦參○ 黄芩○ 荊芥○ 元參○ 白
蘞○ 姜蚕○ 桃仁○ 杏仁○ 防風○ 金銀
花○ 山梔○ 羌活○ 獨活○ 蜂房○ 連翹○

青藤 蛇脫 烏藥 黄芪 當歸 木
別子 黄連 山甲 南星各半兩 血餘各兩
磨粗槐 麻油二斤 煎枯濾淨渣入飛黄二十四兩煎收看老嫩
入射香一錢 調勻收貯不令泄氣 抄本

清涼解毒生肌膏

防風 川烏 歸尾 姜蠶 甘松 羌活各三兩 荊芥
白芷 苦參 大黄 五茄皮 白蘞 蒺藜各兩 草烏
川芎 麻黄 桂枝 三柰 獨活 金銀花 川山甲各兩
木別子五錢 蜂房 蜈蚣 破網巾 麻油五斤油
各三 煎去渣入亂髮 密陀僧研十二兩

東丹四兩。各研細，調下為 抄本

清凉內消神異膏

白芨。白蘞。五倍子。草烏。當歸。金銀花。防風。連翹。白芷。天花粉。羌活。黄栢。知母。防已。陳皮。蒼术。黄芩。枳殼。蜂房。大力子。姜蚕。蟬退。烏药。川附。肉桂。元參。甘草。南星。木别子。大楓子。各一兩 大黄。生地。各四兩 麻油。菜油。各二斤 煎枯濾淨渣，再煎至滴水成珠，入東丹十兩。粉心。六兩 桑枝。調匀略煎，退火，再入乳香。沒药。孩兒茶。各三錢研 密陀僧。銅青。乾粉。血竭。各四

錢研樟腦。冰片。各五錢研麝香。一錢和勻百草霜。慢火煎成膏為度。抄本

神異膏　治諸瘡腫毒初起至收口　皆效。此瘡瘍中第一奇方也

黄芪。黄芩。杏仁。苦參。蜂房。多孔者佳血餘。蛇退。各五錢以上各一兩麻油。二斤飛黃丹。十二兩先將黃底芪。杏仁。入油。煎枯去渣入蛇退。蜂房。血餘。再煎至枯去渣入黃丹。煎收成膏　抄本

綠雲膏　治諸瘡腫毒、爛癱、善攻頭臁瘡、腳上臭瘡等症，孕婦忌用

乳香。沒藥。去油輕粉。琥珀。血竭。銅青。各三錢

真珠一錢 牛黃 射香各五分 杏仁去皮 黃占各六
錢白松香淨二兩 萆麻仁一合不可用油 黃除松香黃
占麻仁餘皆研極細和勻共搗爛成膏為
度用時隔水燉烊烊不可經火攤布上貼
抄本

又綠雲膏方 抄本

松香水煑七次加蔥汁煑乾研細 銅青去沙 沒藥去油 珍珠
琥珀研極細 淨黃占各五錢 射香研細 冰片研細 牛
黃 輕粉各分研極 萆麻仁 杏仁去皮尖 先將二仁
搗爛如泥漸入各藥末以麻油隨提之搗極和成膏為度

又膏方

松香四黄净 萆麻仁七錢 木别子五個研末 杏仁去皮
另研末錢半 京青錢各 青黛腦輕 銅青五錢末三 研沙研乳 香沒藥
各二錢研 共搗極爛成膏爲度 燉烊錢攤 抄本
萬應膏 治諸瘡腫毒神效 初起至潰口皆

川黄連八兩 麻油二斤 黄枝取出研細將油再
熬滴水成珠 炸去入粉鉛 [illegible]色 炒至度 蓄調勻入
連末 看老嫩成膏調用 鮮桃枝枯者不用 抄本
又 萬應膏 治諸瘡腫毒初起已成收 只并孕婦忌用
兩頭尖 雄黄 鼠當歸 虎骨各五錢 穿山甲九片 巴
豆肉百二十粒 烏蛇 白花蛇各三錢 木别子二十九個

血餘一兩 桑、柳、槐、桃、枝各二十段 菜油二斤 真桔
古澹，再煎至滴水成珠，入血竭、乳香、沒藥、
真阿魏、龍骨、安粉、黄占各五錢 孩兒茶二兩 黄
丹十四兩，各研極細末，調下，離火，略温，入射
香一錢、輕粉各二錢，研細末，調勻為貯，埋土中去火氣用。杉本

又膏方 內府秘方、神陳太司題傳 妙無比，治諸瘡
腫毒枝丹
龍骨、象皮炒黄 血餘各二兩 血竭、孩兒茶、乳香、沒
藥各五分 甘草三分 香一錢 油四兩 黄丹八兩 離火，調勻，
入射香一分，成膏。上所載者，而其中用黄丹八兩，菜油四兩，何其少也

必傳之誤身後拔之　抄本

又膏方　治諸瘡腫毒去腐生肌神效

血竭三錢 白占一兩五錢 黃占 密陀僧 東丹各二兩 硃砂三錢 雄猪胆二個 麝油一兩五錢 除二占、猪胆、餘皆研細，先將胆汁拌晒乾再研，將油煎至滴水成珠，入二占烊化，入藥末，柳枝調勻，去火略溫，入冰片三錢，調成膏　抄本

又膏方　抄本

防風。羌活。當歸。烏藥。肉桂。大黃。牛膝。川烏。草烏。姜蚕。白芷。各三錢 麻油一斤 煎去渣，入无東丹四兩，收成膏

愚按

萬應膏第一方治火症最宜此方治寒症最宜不可渾于施也

萬靈膏原名萬灵丹同載于膏内故擬萬灵膏

治諸瘡腫毒惡毒頭部忌用下

巴豆肉一斤　桃仁研碎　蓖麻仁各四兩　枳實　三稜　莪朮　大戟　土木鱉　番木鱉　芫花　甘遂　川烏　草烏　海藻各二兩　歸身二兩　大黄三兩　麻油二十四兩煎枯去滓入黄丹十兩調勻入猪牙皂　紫蘇　白子　白芥子　水仙子　天仙子　萊菔子　細辛各研極細兩　阿魏五錢化研　醋浸調勻成膏拘本

西洋萬應膏此方西洋傳点名萬應膏来　治百症

槐柳枝各四十叚 麻油二十四兩 煎滾入熬猪油一斤

煎至滴水成珠，去净槐柳渣，看老嫩離火

一刻，入提净松香一研八兩，密陀僧研極細三十

兩 調匀成膏。抄本

白雲膏 治諸瘡毒腫，不論上下部位已未潰，俱神效

黃占 官粉各三錢兩 輕粉 冰片各五分 三味俱研

極細 菜油四兩 煎滾入蠟烊化，入粉，畧煎，入

輕粉調匀，去火候温，入冰片調和，磁瓶收

貯，不令泄氣。抄本

清華膏 治諸瘡腫毒，未成即消，已成

即潰，易於收口生肌，無不神

孩子頓下部忌用

大楓子　續隨子　蓖麻仁　木別子　猪牙皂　巴豆肉　杏仁　桃仁　玄參　白芷各四兩　當歸　生地各八兩片　麻油十斤　煎枯去渣入蜜陀僧　乳香　血竭研　青黛水飛曬乾八兩　鉛粉二斤　黃丹四兩調勻為貼抄本

蟾酥膏治諸瘡腫毒初起至為口皆效孕婦忌用

川烏　草烏　松　熟地　丁　萆　芙蓉叶花片更佳　野薔薇　半夏　生姜　白芨　白蘞　續隨子　天南星　蒔菇　穿川山甲　白蘚皮　木別子　金銀花　姜蚕　紅花　蟬退　貝母　桃仁　巴豆　全蝎　大黃　蜂房

黄花地丁即黄花即牡丹皮歸尾蘇木文蛤捶碎
黄龍尾各片二两水紅花即紅蓼花羌獨活皂角刺
蒼朮各片五錢共拌匀蔴油五斤先煎上藥一半至枯去渣
再入一半煎枯去净渣以油滴水成珠為
度入飛東丹十四两研離火入乳没各
研細三两雄黄末两半看老嫩俟温入蜡
酉射糸各細二錢調匀收貯不令洩氣
連油共四十六味黄羌屋未詳揭李

沈氏膏太倉盍方沈澗治諸瘡腫毒
大黄木別子山蒔茹各二两蔴油与一煎去渣
入炒鉛粉六两收成膏前本
救苦膏一名百花膏治諸瘡腫毒初起即

消已成易愈并跌打損傷筋骨疼痛难愈者主效

製松香二两　錫六两烊化入水銀八分調匀傾丸上踏扁　丁香焙研一錢二分　肉桂焙研二分　赤小豆研末一錢　大茴香一錢二分共為極細末　麻油二两碗內隔水燉滚入黃占二两化勻入藥末調匀成膏隔水烊攤不可經火　秘本

蒼耳膏　治諸瘡腫毒惡毒紅白疔毒不論上下部陰陽症俱神效

蒼耳草葉即龍葵母草叶取極多搗爛絞汁熬成膏為度不用別物　秘本

退毒膏　治諸瘡腫毒初起即退

綿紋大黃八两　白芙蓉葉陰乾四两　甘草二两　當歸

三兩
菜油斤煎枯去渣再煎成膏每菜油斤
入无黃丹十兩收貯　抄本

黑龍化毒膏　治諸瘡腫毒

黃柏　黃連　當歸　川芎　防風　荊芥　赤芍藥　白
芷　烏藥　大黃　檳細　木別子　羌独活　巴豆肉　蓖
麻仁　杏仁　油胡桃各九錢　穿山甲二十一片
川烏　草烏各二錢　桃、槐、榆、柳、桑枝各二兩　菜油
四斤浸春五夏三秋七冬十日
半煎枯去渣再煎滴水成珠每淨菜油斤
入飛黃丹七兩　槐枝調勻　入黃占　白占各四兩
烊化　入乳香　沒藥　龍骨研細　血竭　阿魏　孩兒

茶。各研極細二錢調匀。去火候溫。入射香。二錢再調
匀收貯。抄本

七珍膏　治諸瘡腫毒。孕婦忌用

當歸。白芷。巴豆。穿山甲。草麻仁。木別子。兩頭尖。各二兩桑、槐、桃、柳、枝。各五錢香油。四斤半煎去渣。入飛黃丹。二斤桃枝調匀。看老嫩。入亂髮。各二兩極細血竭。細一兩離火。入輕粉。雄黃。極細七錢調匀候溫入射香。細五分調匀收貯。抄本

玄玉膏　治諸瘡腫毒。孕婦下部忌用

大黃一兩木別子四兩草麻仁廿一血餘四兩麻油

四斤八兩煎枯去渣再煎水成白圈為度入飛丹

八兩調勻每膏一斤再入白占八錢調勻收貯補本

烏金退毒膏　治諸瘡腫毒瘰癧痔

漏并跌打損傷　孕婦下部忌用

當歸　白芷　白芍藥各一兩　木別子十個　巴豆仁

八十五粒　乳香　沒藥各研五　血竭研細二錢　松香四兩　菜

油二十兩　煎去渣入黃丹八兩　調勻看老嫩入

乳沒竭再調勻收貯抄本

黃連膏又名金散烏　治諸瘡腫毒火癤神效

野薔薇根皮四兩冬月者佳　川黃連　胡黃連　黃柏

黃芩。山豆根。金銀花。番木別。各三錢 五倍子。五錢 麻油。一斤 煎去渣。再煎成珠。入官粉。二兩 調匀入黃丹。三錢 白占。二錢 化匀看老嫩。遠火入輕粉。二錢 密陀僧。細末 調匀收貯。去火氣。抄本

呼膿琥珀膏　治諸瘡腫毒神效

蓖麻仁二兩 麻油一斤 煎枯去渣入血餘不兩 煎去渣油至滴水成珠入松香四兩 烊化離火入硫黃細末四兩 朴硝細末八兩 調匀收貯 抄本

呼膿膏　治諸瘡腫毒并瘰癧皆效

當歸 川芎 羌 蠶 大黃 蒼术 黃芩 白芨 三七

苦參 桑枝 桑白皮 丹皮 白蒺藜 金銀花 蒲公英（即花） 蕭（即）地丁草 土木別 甘草節 紫草（各五錢） 赤芍藥 赤小豆 羌獨活 蟬退 黃柏 連翹 威靈仙 槐角 麻黃 何首烏（各三錢） 蜂房（二錢五） 倍子（四兩） 根生（一兩） 麻油（五斤） 煎枯去渣，藥油秤準，入製松香（二兩），化勻收貯，去火氣。（根生未詳，抄本）

呼膿長肉膏　治諸毒瘡腫毒

當歸 木別子（各五錢） 柳 槐 榆 桑嫩枝（各一兩） 麻油（八兩） 煎枯去渣，油滴水成珠，入飛黃丹（四兩）收膏老嫩，入乳沒（細三錢），調勻收貯。抄本

紅玉膏　治諸瘡長肉生肌神效先以
外以歸猪湯洗淨拭乾桃膏塗七
症清太乙膏護之陰症太乙膏陽
毒潰凉膏瘰穿者六灼○諸瘡
偺合爛不堪而膿水將千者皆用
際淨分兩搽準方可入膏否
則难奏奇功也

二元懷生地乾堅空嫩軟細不才肥紫草白當歸各五
錢麻油四兩○煎枯去渣再煎至滴水成珠
遠火入淨黄占发粉研灼各
一兩鮮桃枝調化眞血竭三研細錢孩兒茶一研細錢
羅甘石煆紅童便淬七次研細輕粉二研錢各白龍骨去粘錢
者研錢半氷片細研二調極勻成膏去火氣為貯
抄本

又膏方　治同上

紫草一兩三錢菜油十兩煎法同前入乳没細各三錢散
入麻布瀝去渣入血竭兒茶研各三錢調勻入
黃占九兩烊化調勻收貯抄本

又膏方　治仝上
白芷五錢甘草一兩歸身二兩麻油一斤浸三日入
紫草二錢煎枯去渣入血竭研四錢化勻入白
占二兩烊化微火煎成離火候溫入輕粉研四
錢調勻收貯抄本

又膏方治仝上
松香水煮烊去渣淨一斤黃占三兩輕粉赤石脂煅研細三錢

龍骨（研，五錢）兒茶 血竭（研，半錢）滴乳 沒藥（研，二錢半）小

方紅凡（一兩，研）紅即 菜油（一斤）熬令前膏入（各研末成膏，杪勻本）

又膏方 治仝上

人參（研，五分）當歸 象皮 血竭（各錢）白蘞 白占（半錢）

輕粉 乳香 沒藥（各五錢）黃占（三錢）甘草（四分）細熬猪油

（兩半）熬成膏 杪本

又方 治諸瘡腫毒去腐生肌

黃占（春夏三兩半，秋冬五兩）鉛粉 血竭（各四錢）乳香 沒藥（各錢）

雄黃（六錢）冰片（五錢）輕粉（三錢）硃砂（二兩）飛 東丹（四兩）

麻油（一斤）熬收 杪本

又方　治諸瘡腫毒呼膿凉血生肌

黄占四兩　血竭三錢　猪油熬淨四兩　煎收　抄本

又方　治濕毒臁瘡杖瘡

黄占　樟腦　滑石各二兩研極細　標硃五錢　冰片研錢　鮮猪油各三兩熬淨入碗內隔水燉烊入各藥末依次而下柳枝調勻入冰片再調極勻罐盛封固不令泄氣　抄本

當歸膏　治諸瘡腫毒生肌神效

當歸　陽淮生地　黄占各二兩　白占四錢　麻油四兩　先熬歸地至枯去渣入二占化調勻成膏　抄本

又方　治同上

首三味各二兩次四味一兩麻油六兩煎法同塗患

處以油杉本紙蓋之有死肉剪去則生肌尤速

又方治諸瘡腫毒杖丹湯火傷去腐生肌神效

當歸　生地　玄參　丹參　大黃　連翹各五錢　香油

四兩煎枯去渣入淨占黃二兩烊化入製松香

末五錢調勻成膏一方黃占用一兩○錢此方再加白占更妙杉本

又方治諸瘡腫毒出膿後痛者用之止痛生肌神效

當歸二兩麻油四兩煎枯去渣入白占一兩烊化

調勻成膏杉本

血竭膏　治諸瘡腫毒生肌神效

血竭三錢 乳香 没藥各二錢半去油 赤石脂煅四味各二錢 研細
黄占八錢 麻油二兩 先煎油至滴水成珠入
占烊化入各藥末調勻成膏 抄本

紫草膏五錢 當歸生地各三錢 麻油四兩 煎
枯去 當歸生地各三錢 麻油四兩 煎枯去淨
渣每藥油二兩入黄占三錢 化勻去火候温入
飛黄丹三錢 銀硃飛 熟石羔各一錢研 調勻色光
活為度 抄本

白玉油膏 亦名玉膏 白 治諸瘡腫毒生肌
麻油 菜油 桐油各兩 猪油 烊二兩 共煎至滴水

成珠，入白占八錢、黄占五錢，烊化，離火，入鉛粉四兩、輕粉二錢，調勻收貯。杪本

碧玉膏　治諸瘡腫毒結痛，毒潰爛疼。

輕粉、杭粉各研一兩，乳香、没藥各三錢研，樟腦二錢，石味各研極細，猪油五兩烊，入白占五錢，烊化，傾碗内，入各藥末，調極勻成膏。杪本

白玉膏　治諸瘡腫毒、跌破者神效，不收口并咬傷。

鮮猪板油十二兩烊，入乳香、没藥各去油研五錢，入黄占八兩，調勻，麻布濾清，入白占二兩，化勻，入輕粉二錢、鉛粉五兩，去火溫，入氷片一錢，調勻成膏。杪本

又方又名象皮膏　象○生肌長肉一切不可口之瘡皆神效
鮮板猪油四兩熬淨入象皮四錢切片煎枯去渣入
二占各五錢烊化入粉鉛四兩輕粉一錢調勻成膏抄本
又方治同上
血竭二錢龍骨三分水粉一錢冰片一分東丹少許共
研極細鮮猪板油四兩烊化入白占一兩化
勻去火入藥末調勻成膏抄本
又方治遠年腫毒巨爛不能收口者主效抄本
冰片二錢輕粉三錢樟腦五錢白占一兩板猪油生用
八兩去筋依共藥末搗極和成膏爲貯勿令出

泄氣隔水燉烊雄貼不可經火一方猪油止用四兩

又方　治諸乂不收口者皆效

罗甘石不拘多少三黄湯製七次研細黄占白占与罗甘石等分輕粉少許猪油用熬絹烊化調勻成膏搽

又方

菜油一斤象皮切片三錢○煎枯去渣再煎至滴水成珠入黄占一兩飛東丹二兩乳香没藥各一兩研調勻去火溫入氷片錢研調極勻收貯不可泄氣搽

黄連川貝膏治諸瘡腫毒不收口并遠年臁瘡俱效

黄連五錢煎膏象皮四錢輕粉銅青各五分川貝母

五錢乳香沒藥各錢孩兒茶血竭各三分俱研和細末黃連
膏拌曬乾松香四錢黃占一兩白占八錢○先將松香二占烊化
入各藥末調勻成膏隔水燉烊攤貼不可經火加珍珠龍骨各研四分
油毡帽灰少許即生皮先用湯洗拭乾貼之抄本

象皮膏

治諸瘡腫毒并臁瘡不收口

檄桐油八兩煎滾入蜜陀僧細兩調勻次入黃
占二兩白占四錢烊化入象皮炙研二錢調勻用則
于雄綿帋上以厚為妙陰干隨症大小剪
貼布帛紫每日洗淨膏藥
上毒氣成黑者換之至膏不變色則生肌
而愈矣抄本

又方治諸瘡腫毒不收口并金瘡皆神效

杏仁二斤同兩

大黃　當歸　生地各一兩○藥枯濾去渣再煎滴水成珠入淨黃占三兩化勻入細藥肉桂　黃連各三錢　地鱉虫炙研人斤各兩　龍骨煅　血竭　象皮炙研　乳香　沒藥各研去油　海螵蛸煮七次各五錢　真珠水煮研无二錢各研細末入調勻成膏用　抄本

又方一名長肉象皮○治諸瘡口腫肉膏不收口神效

大黃　五倍子　木別子　象皮　黃牛皮各二兩　麻油一斤　鉛粉炒不兩黃收　抄本

又方一名黑象皮膏

象皮　生地　熟地　黄栢　蜂房　當歸　紅花　血餘各二兩　白芷八兩　麻油一斤　煎收　抄本

勝金膏　治諸瘡腫毒不收口

當歸二兩　生地一兩　麻油五兩　煎枯去渣入黄占一兩　白占五錢　烊化調勻入銀珠三錢。調勻成膏　抄本

又方　一名勝金膏

麻油四兩　入鍋內下血餘四兩　將松香一斤蓋之文武火煎烊為度　以麻布濾入水盆內去渣　再入鍋下黄占二兩　化勻去火温入明礬末二兩　調勻冷定是勝金膏　抄本

聖功膏　治諸瘡腫毒頑癬風疹并跌打杖傷不收口者俱效孕婦疔瘡勿用

血餘五兩　嫩槐枝十兩　麻油五斤　煎枯去渣入大黃　當歸　紅花　川椒去核　川芎各二兩半　防風一兩　荊芥半兩　真文四兩　再煎枯去渣入飛黃丹四兩十煎黑入黃占半兩　杏仁製一兩　調勻畧煎傾水內浸一日夜取起收貯以生豆腐漿調麵糊裱綿紙攤貼　忌食核仁雞鴨七抄本

潤肌膏　治諸瘡腫毒乾熱燥痛用之滋潤生肌

當歸一兩　生地二兩　紫草五錢　麻油四兩　煎枯去渣

再煎滴水成珠入黄占一两化匀成膏收存

琥珀膏治瘰癧并脚上如梅子結核堅硬漸漸連珠不消或潰後流水經不愈漸成漏症

真琥珀一两木通桂心丁香各三錢當歸白芷

萆蔴仁防風松香木香木别子硃砂研極

細餘皆切片各五錢黄丹十四两麻油二斤二两先將琥

珀桂心丁香木香硃砂研極細餘皆切片入油浸七

日煎去渣徐下黄丹柳枝調匀去火再調

至烟盡方入細藥調在匀收貯利本

出血金瘡膏

即臁瘡之出血者

黄白占 黄連 鉛粉 蘆甘石 黄柏 蔴油 煎收搽本

痔漏退管膏 不論久近通腸不用

刀針爛線只用此膏封貼十日除

根

麻油四兩一斤 象皮三錢 紅花一撮 蓽蔴仁二十粒 十沽

瀍子不入個死者亦用頭髮一撮 古錢不個 浸油藥入鍋

煎沸以槐枝不條不住手攪 先以木盆貯水

在側候膏煎至清烟起即好 膏雖大放水

盆中燉凝冷又煎若沸再起燉冷不計次

數直至藥枯撈出古錢藥渣用文武火煎

至滴水成珠離火入射〻痰兒茶乳〻沒
藥分各四　黄丹水飛腦乾八[illegible]兩　抄本

鮮角膏　專治陰癪惡癧　槿瘡

鮮角皂
五月初旬取數斤搗爛入鍋煮湯
湯膿瀝出易水再煎二三度出濾
以汁共歸一處炭火熬成膏如治槿瘡每
取二錢同糖末湊粥日食而愈○如治頑
癧膏内加醋再煎膏成○積年累癧乞行
剃〻後塗敷毒水脛日剃日敷毒水盡再
數數次十全痊諸服癧藥多功效独此功
告推盡言　全生集

烏金膏　專治爛腿　女腋瘡

烏鉛每斤用砒三錢溶化鉛面刮下者名金頂
再以鉛溶澆薄拖帋裝患大小剪紙膏
砒藥一方計刺二十三服取光面貼孔三

日內毒水流盡色變紅活以伏龍散撒上仍用前膏貼外戒多立行走房事食毒物全生集凡婦人須待月信後貼之

咬頭膏 臨用取豆大一粒放患頂用膏掩潰即揭下一宿換膏貼

銅青松香乳香沒藥杏仁生木鱉粉萆麻仁巴豆搗成膏每兩膏內加入白砒一分再搗勻胎前產後忌用 全生集

洞天鮮草膏 治癰、熱毒、瘡癤

壯年頭髮一斤菜油三斤入鍋熬髮枯浮去渣聽用以活牛蒡甘菊蒼耳根葉金銀藤馬鞭草仙人對坐草各鮮草一斤入菜油十斤熬至草枯瀝出再以

白芷、甘草、五靈脂、當歸各半斤，入鍋內熬至藥枯、去渣、俟油冷、將前頭髮煮過之油并入，共見過斤兩，每油三斤、用當日炒透黃丹七兩、入于油內、攪勻、再熬至滴水成珠、极微嫩膏者、每斤油內入黃丹四兩、全生集

陽和解凝膏　一應潰爛陰疽凍瘡貼一夜全消，潰者三張全愈，瘧疾貼背心

香油十斤　鮮大力子根葉梗三斤　活白鳳仙梗四兩　煎枯去渣　入川附、桂枝、大黃、當歸、肉桂、官桂、草烏、川烏、地龍、僵蠶、赤芍、白芷、白蘞、白芨各二兩　川芎四兩　續斷、防風、荊芥、五靈脂、木香、香圓

陳皮各一兩再煎荊桔去渣見過斤兩每油一斤加鹿丹炒七兩攪和煎至滴水成珠再加乳香沒藥研各二兩蘇合油四兩麝香一兩入膏內攪勻攤貼全生集

白玉夾紙膏專治夾棍杖傷及刀斧鐐棍傷損為甚效甚速用油紙較患處長闊一倍以膏一面餘一面刺眼折末蓋膏以眼一面向貼患處用絹布綁縛有難

麻油四兩煎成珠為度加製麥五錢白蠟黃蠟各二錢半再熬去煙沫用絹瀝清加輕粉一兩冰片麝香各一錢三分攪勻極增雞蛋白一個再攪勻

收貯封口。收貯兩月、則藥多用、　全生集

猪

化核膏　治瘰癧結核、惡核、此膏貼即消、但毒根不除、必以子龍丸、日服三次、外用膏貼、方用除根、以杜後發。

菜油斤四　壁虎十四條　蜘蛛二十八個　蝸牛三十六個　入另煎至枯。浮油面取出、再入各新鮮首烏藤葉。甘菊根。薄荷。牛蒡。蒼耳。蓍草。各斤半　煎至草枯去渣。再入連翹。元參。苦參。白蘞。白芥子。姜蚕。水紅子仁。各碎　擣大黃。荊芥。防風。各四兩　浸一宿。熬至黑枯。以油濾清見過斤兩。熬至滴水不散。將前製木鱉油。歸入配

炒。東丹漫入。漫攪攪勻。再文火熬滴水成珠。加入丁香、油。射香。各二錢 蘇合油。一兩 攪勻冶貯。全生集

白花膏 專治見骨極癢

香油一斤 青槐枝。百段 陸續入油熬枯。取出入黃蠟。半斤 定粉。半斤 離火待溫。入製乳香、兒茶。没藥。白花蛇。各三錢 朝腦。一兩 射香。一錢 同油攪勻。浸水內一宿、聽用。全生集

紫微膏 生肌收口

香油。四兩 蠟油。半兩 黃蠟。熬至滴水不散。離炒入鉛粉。三兩 再入輕粉、乳香。阿魏。白蠟。没藥。

各五錢　兒茶。不錢　雄黃。龍骨。珍珠。各五錢　攪勻入遠也
射香。五錢　成膏貼用。　全生集

臁瘡夾膏秘方

赤石脂。川占。黃占。楓香。熟石膏。寒水石。各二兩
龍骨。東丹。瀝青。沒藥。雄黃。乳香。爐甘石。麒
麟竭。象牙硝。各二兩　枯礬。二錢　象皮。四錢　柏末。五錢　鳳
金衣。五錢　輕粉。四錢　銅綠。硃砂。五錢　共為極細勻、
用猪油二斤。熬、去渣瀝凈。溫入黃、白占。熬
勻入前藥拌勻。調勻成膏。　洞庭方

萬應靈膏　此方治嵛癧子、久遠不
消之症。

麻油二斤 黃蠟一兩 玄參 杏仁 蜂房各一兩 蛇退五錢 男髮 黃丹十二兩 ○先將黃蠟、杏仁、玄參入油煎至黑，然後諸藥入，再煎至黑，去渣，再熬成珠，再入丹 洞庭方

瘰癧神應膏 未潰能消，已潰能斂

輕粉 血竭 乳香 沒藥 黃蠟 銅青 射香 珍珠各八分 杏仁二十粒去尖 芸香八錢 草麻子肉廿粒 研末搗成膏，陽烊水絹攤貼 洞庭方

生肌玉紅膏 外科收斂藥中之神藥也

當歸二兩 甘草一兩 白芷五錢 紫草二錢 血竭四錢 輕粉四錢 白占三兩 麻油一斤 先四味煎枯去渣入

瘀血化淨再入白占溶取起温調入輕粉

洞庭方

回陽玉龍膏 治背疽陰病不腫高不焮痛不發熱不作膿及寒濕流注鼓風久損冷痛痹風諸濕腳氣手足頑麻筋骨疼痛及一切皮色不變漫頭腫無鶴膝風等症但無皮紅肌熱者一概用之

草烏炒三兩 軍姜炒三兩 赤芍炒 白芷 南星煨各一兩 肉桂五錢 研為細末熱酒調敷 正宗

冲和膏 治發背癰疽陰陽不和者冷熱不明者宜用此藥

紫荊皮炒五兩 独活炒三兩 赤芍炒二兩 白芷一兩 石菖蒲兩半 右細末熱酒調敷 正宗

鐵桶膏　治臁背瘡潰已潰時根脚走散不收束者用此

銅綠五錢　明礬四錢　胆礬三錢　五倍子錢炒　一白芨五錢　輕粉　鬱金各二錢　射香三分　右為極細用陳米醋一碗杓內慢火煎至一小盞候起金色黃泡為度候温入射調勻臨用熾烊以筆塗瘡根綿紙蓋之自生皺紋漸收漸緊再不開大為效　正宗

加味太乙膏　治發背癰疽及一切惡瘡跌撲傷損濕痰流毒風濕風温偏身筋骨作注作痛內傷風鬱心腹胸背攻刺作疼腿脚酸軟腰膝無力湯潑火燒刀傷棍毒五損內癰七傷外症俱貼患處

諸般瘡癤血氣癩痒並效

肉桂　白芷　當歸　玄參　赤芍　生地　大黃　木別各二兩　阿魏二錢　輕粉四錢　槐柳枝各百段　血餘一兩　東丹四十兩　乳香研五錢　沒藥研三錢　麻油五斤　右七

十味并槐柳浸入油內，春五夏三秋七冬十，入鍋熬起為度，住火，布袋濾去渣，又用絹再濾，入鍋內熬，提血餘落化之，象又將飛黃丹不兩半，取入藥至滴水成珠方下，阿魏切成薄片，散于膏面，次下乳、沒、輕粉，調匀，冶貯。正宗

化腐紫霞膏　治發背已成，瘀肉不腐，及不作膿，又諸瘡內有膿而外不穿潰者，俱用此膏，不腐爛自腐，不穿潰自破，其功甚捷。烏金膏及碧霞錠子

輕粉 草麻仁各研三錢 血竭二錢 巴豆仁五錢 朝腦一錢 金頂砒五分 螺螄肉曬干二錢 末 右各為末磁瓶收貯臨用時麻油調搽頂肉上以綿紙蓋之或膏貼俱可至頂者不過二次即軟腐爛為膿點諸瘡頂亦破 正宗

紫霞膏 治瘰癧初起未成者貼之自消已成者貼之自潰已潰核存者貼之自脫又治諸瘡毒頑瘡臁瘡濕痰濕氣新久臁瘡疼痛不已者並用之

明淨松香一斤研 銅綠二兩研 蔴油四兩 入鍋內先煎數滾入香溶化次下銅綠熬成膏

推貼。正宗

○大紅膏 治瘰癧、瘊、結塊、不分新久，但未穿破者並效

南星一兩，銀硃、血竭、硝石、朝腦各三輕粉、乳香各錢，猪頭骨一具，不煅，一兩用大黃二錢同炒至灰紅色去大黃

右共為細末，醋調敷，三日一換，敷後皮微微損者，換紫霞膏貼之，其核自消。正宗

○秘傳斂瘰膏 治瘰癧、枯藥落後用此搽貼，自然生肌完口

血竭、輕粉、龍骨、海螵蛸、象皮、乳香各錢，鷄蛋十五個，煮熟用黃熬油一中鍾，以上各等細末，和入蛋油內攪勻，連膏藥蓋貼。正宗

琥珀膏 治一切皮色不變漫腫無頭氣血凝滯結成流毒毋論新久上下身体但未成膿者並效

大黃二兩 鬱金 南星 白芷各二兩 共為細末 大蒜頭与酒極搗爛遍敷腫上帋蓋隨有熱痛又有不痛但待藥干便效次日又有起泡又有不起泡者如有泡起桃杏泡中黃水膏貼之自效 正字

○

追風逐濕膏 治風寒、暑濕、相侵、以致骨節疼痛筋攣不能步履或麻木濕痹等症、並效、

莃薟草○ 麻黃 川烏○ 草烏○ 海風藤○ 半夏○ 南星○

羌活○ 萆麻子碎切 桂枝○各三兩 獨活○ 細辛○ 當歸○

白芷○ 蒼朮○ 大黃○各一兩 以上藥各切咀片○ 用

葱汁、姜汁各二碗，拌藥，先浸一宿，次日用
香油半斤，同藥入鍋內
黄至二汁將乾，不指待油方與藥相黄渣
枯為度，絹濾，每油一斤，下飛過炒丹十兩
為準，再熬，滴水成珠，下黄丹，攪勻，下玄氣
弹末四兩，熬化，下乳香、没藥、木香、胡椒、輕
粉各末二兩，白芥子末四兩，調勻，收貯，熱
湯燉化，綾緞攤貼，七日，諸病可痊，百發百
中。正宗 去氣末々四兩

護痔膏　用喚痔散痔出之後，先用
此藥周圍四边好肉
白芨、石膏、黄連各三錢，冰片、麝香各一分，為末
雞蛋清調成膏敷，然後用枯痔散　正宗
生肌雞鳳膏　治、痔完深只者半月可以

鷄蛋黄油（一杯）加輕粉（研末）乳香血竭（加）龍骨（各研細末）入油内和勻每日早午鷄翎蘸搽患處內加膏蓋避風

解毒紫金膏（治楊梅結毒腐爛作臭膿水淋漓諸藥不效）

細塊礬紅淨松香（各一斤）為細末用麻油調搽上此藥油紙蓋（以軟布條要扎至緊毋令血行三日一換）

又治（正宗）諸毒頑瘡臁等神效愈後忌發物

神仙碧玉膏（治結毒潰爛臭穢疼痛不斂及風臁等瘡並效）

輕粉（一兩）杭粉（二兩）白占（五錢）乳香沒藥（各三錢）樟冰（二錢）板猪油（兩）熬五同白占化熬入碗内又入

上藥調勻。水內燉烊。攤油紙上。正宗

單油膏　貼結毒。

麻油。斤二　煮腐水成珠。杭粉。三兩炒黃十緩下調

勻成膏攤用。正宗

散瘀拈痛膏　治杖後皮肉損破紅紫、青班蜘腫疼痛重墜者

用腫瘍門如意金黃、散。一兩加樟冰。三茂勻以白

石灰。一升、用水二碗、寸佚一時、許厌上面

清水入碗內、加麻油對分、和水攪百

轉成膏、前藥稀調淂所、听用杖後、帚血用

使敷之、布蓋布扎。夏月一日、冬二日、佚乾

再敷止痛消毒、青布紫即退、傷重者、另搽

玉紅膏、生肌完口、正宗

罌粟膏　治湯潑火燒皮肉損爛疼苦嫩熱起泡流水者蘇油

蘇油四兩　罌粟花十五朵無花以殼代之浸油內煎枯濾淨下

白蠟三錢熬化將凝去火下輕粉末二錢勻臨用將泡挑破搽患上油帋蓋貼

扎日攪二次其疼即止次日將敷帛揭淨腐皮再搽之自愈　正宗

乾坤一氣膏

此膏專治痞疾母論新久立效又治諸風癱瘓濕痰流注各樣惡瘡百般怪疽男子夜遺夢精婦人赤白帶下又男女精寒血冷久無嗣息者並貼之

當歸　附子　赤芍　白芍　白芷　生地　熟地　山甲

木鱉肉　巴豆仁　萆麻仁　三棱　蓬朮　五靈脂

續斷　肉桂　元參各一兩　乳香　沒藥各一兩二錢　射

每三錢阿魏二兩切成薄片右咀片香油五斤、下存四味餘皆
入油浸、春三夏五、秋七、冬十、熬至藥枯絹
濾、每淨油一斤、入飛丹十二兩、熬膏、漸下
阿魏片、化、方下乳、没、麝、再調勻、臨用燉化、
痞病紅緞攤貼、餘病綫綢攤之、有腫者对
患貼之前男婦病貼丹田、諸風癱瘓貼腎
俞穴、並效、

狼毒膏

治腎囊風濕熱爲患疙瘩
作癢搔之作疼　正宗
狼毒　檳榔　硫黃　五倍子　川椒　楓子。肉　蛇床
子各三錢共為末、用香油一大盞煎滾入入皮硝三錢再煎
下猪膽汁一個勻調前藥搽患上、此藥諸瘡癬用之、並效、

三白膏 治臁瘡初起、經年受疼風山紫痳黑未者宜用、

乳白杏白輕粉各等分為細末白油調用夾帋二兩以針密刺細針孔將藥夾搽帋内洗淨將帋有孔一面對瘡貼之三日一換自忌發物房事煎炒等正宗

獨勝膏 治凍風凍耳凍跟遇蒜冬則

獨蒜湯水同蔥六月初六十六廿六日取搗膏日中晒杰在於過冬所發之瘡搽之忌下一日共搽三次不發又凍風用茄根蔥湯浸洗再不重發正宗

潤肌膏 治禿瘡乾枯白班作癢髮脫

蔴油四两當歸五钱紫草一钱同煎药枯去渣将油再熬加黄蠟五钱化盡搽擦患上渐愈　正宗

又粉草膏治懸癰已成不得内消者一服之未成者已消已成者即潰既潰者即斂此治懸癰言藥也

大粉草四两浸透炙乾再浸再炙如此三度甘草三两當歸三两水三碗煎成膏去渣煎成膏每日三钱熱酒一大盃化膏空心服之最妙　正宗

蝸牛膏　滴耳聾閉

蝸牛一两石膽鍾乳粉各二钱半瓷盒盛末火煅赤入片腦子一字每以油調一字滴耳中無不愈者　單方

蟾酥乳香膏　治疔瘡

蟾酥化酒 硇砂 白丁香 輕粉各錢 蜈蚣炙条 硃砂二錢 乳香八分 麝香一分 金頂砒五分 用鉛一斤 呂內炭火煨化 投白砒二兩于化烊鉛上 烟盡為度 取起 候冷打開 金頂砒結在鉛面上 取下听用

共為末 糊成麥子大 遇疔瘡 針破 用一粒 捶入孔內 以膏藥蓋之 追出疔根 祕方鷄疳 為效

神效萬應膏

天冬 蛇床子 生地 熟地 麥冬 遠志 牛膝 穀精草 杏仁 兔絲子 川續斷 紫梢花 肉蓯蓉 以上各一兩 川附子二隻 麻油四斤 春 夏 秋五日 冬十日 浸透煎枯去渣 加江玄魚熬一過 每兩去 黃丹八兩三十

去淨炒黑色、用柳枝攪滴水成珠、入細藥厚肉桂鹿茸酥炙沉香
乳香沒藥各去油淨丁香雄黃木香赤石脂龍
骨硫黃陽起石各兩虎骨四錢射香三兩蟾酥四錢
共為極細、入膏內攪勻、單方摘要
萬應膏跌撲損傷寒濕氣痛癱瘓瘀癖困身疲核氣虛走注疼痛
歸身肉桂天雄虎脛骨各一兩五錢鹿茸對華
撥苦丁香生半夏大茴香赤芍川大黃良
薑狗脊各兩白芷草烏各八錢威靈仙一兩半生
地二兩羌活兩錢香、麻油五斤加粉丹十八兩攪成膏候溫
入細藥末母丁香五錢肉桂一兩甘草五錢三奈三錢

西附子（五錢）為細末，漸下攪勻，再加下乳香、

沒藥（各研二兩）、射香（研三錢）、蘇合油（五錢），再攪勻。（單方）

應病萬靈膏　內外皆應　治百症

黃連　黃柏　生地　熟地　當歸　白朮　陳皮　香附

枳殼　烏藥　半夏　青皮　白蘞　細辛　知母　貝母

杏仁　黃芩　梔子　大黃　桑皮　紫蘇　薄荷　赤芍

木通　元參　豬苓　澤瀉　桔梗　李仁　前胡　升麻

牛膝　蒼朮　杜仲　山藥　遠志　續斷　良姜　甘草

連翹　藁本　茵陳　地榆　防風　荊芥　首烏　羌活

獨活　苦參　姜蠶　天麻　南星　銀花　川烏　草烏

芫花巴豆靈仙白鮮皮五茄皮青風藤益
母草兩頭尖櫟柴蝴胡肉大楓子蜈蚣麻黄蒼
兒頭七个五倍子川山甲頂大者佳川芎白芷骨
碎補油松節胎髮石菖蒲各錢五大葱二兩汁
鯽魚四个不用活的廿、又十二味加切片桃柳槐榆
桑枝各三枝攪油不住手煎蔴油斤十二冬浸
七日夏浸三日廿、煎至藥枯去渣絹濾再
秤淨油每斤用血用半斤再煎至滴水成
珠夏月老些冬月嫩些乳香箬炙去油沒藥血竭輕粉樟
腦射香、龍骨海螵蛸赤石脂冰片一樣一兩為細

末没貯膈用加蘇合油更勝加上此藥能生肌止痛調氣血去風濕膏藥摘要

跌打内傷萬膏應

肉桂三兩晒脆草烏炒二兩生半夏一兩白芷兩半牙

皂二兩炒大黄炒三兩川烏炒二兩乳香二兩去油没

藥二兩去油丁香一兩炒華撥炒三兩共研極細頭髮

八錢麻油約化蔥下阿魏二兩化下東丹不十寸兩

去火下前藥勻待無烟後下射香二錢研謹

接熬法以匕藥用蘇油十斤匀作五次入呂每油二斤蒿分五服擦要

瘰癧夾帋膏單方摘要

板猪油一斤黄蠟四兩銅綠二兩油隔水煮入蠟再入銅綠末

白成膏、貼、此膏忌、食、一切發、物、麵、飯、更忌、房事

神方痢疾膏

麻油一斤　生姜八兩　胡椒一兩　巴豆肉五錢　黃丹八兩

熬膏攤布七貼臍上　姙者不貼

摘方

太素延齡保真種子膏　治男子遺精白濁女子癧淋白帶效驗如神

韭菜研兩　蛇床子研四兩　厚肉桂一兩煎成膏候溫磨細桂入膏內攪勻

麻油五斤共浸五日藥去渣　血丹一觔熬收成膏不見火

貼左命門右腎門兩穴　癰要

又摻膏上末藥每張藥二分

射香 母丁香 沉香 廣木香 陽起石 赤石脂

以上各二錢

千捶膏方

大子麻五錢 洗淨 東丹五錢 杏仁一兩半 搗式十餘 一爲上 初本

冲和膏又方

防風 荊芥 白芷 銀花 當歸 雄黄 蓖麻子 以上各四錢

退消膏

擻杏仁 一斤 水製 搗起 胡葱 蓖麻子 四兩 冬五兩 交 兩 另搗如

泥此二藥入石臼内打爛、再加血竭拌炒共前藥搗和、臨用隔水燉烊攤膏、貼之立消

夾膏 治久遠爛腳

當歸杜仲丹皮白芨片甘石製另水飛金罗衣

炒研各三錢紫草四錢紅花掃血山甲龍骨熟石

煎各二錢烏梅四个亀板一只乳香沒藥去油各錢半

潤再杏鈎各二錢象皮鉛粉五錢大楓子十四粒方

八日五粒菜油半斤先熬鮮猪油半斤熬出渣入陳臘油

四錢烊洪篩過下入黃白占、各五錢、收貯

一切應驗膏

廣藿　白芷　歸尾　象貝　楓子肉
木香　白蘞　烏藥　生地　卜子
丁香　白芨　姜蠶　細辛　草麻
檀香　秦艽　蜂房子　防風　茄皮
苦參　肉桂　蟬退　丁皮銅泡丁包　鮮皮
羌活　桂枝　全蝎　赤芍　良姜
玄參　南星　鱉甲　荊芥　兩頭尖
独活　蘇木　枳殼　靈仙　麻仁
牛膝　紅花　續斷　連翹　花粉
杏仁　蒼术　文絨　高本　碎補

川芎　黃芩　麻黃　甘草　山梔

川烏　牙皂　半夏　草烏　荊芥

風藤以半上各錢　蜈蚣四條　蟬退蛇蛻一條　大黃三錢

血餘三錢　槐莪柳桑練楮榆各三只用二百草霜

二兩麻油四兩東丹斤半杏熬水研成膏用蔥白熨

青龍膏專治爛癱

珍珠八分　降真香一錢　瀝青一兩　蓖麻子四錢　蟾酥兩

一錢海螵蛸錢半杏仁二錢白膠香八分共為細末

熬油調稠藥攤貼患處

疝氣膏 熏治寒溼

豨薟草 麻黄 川烏 草烏 何首烏 半夏 南星 羌活 海風藤 細辛 独活 蒼术 白芷 大黄 當歸 蓖麻子 半用 生薑 熬各一碗浸諸藥晒乾將○油煎枯去渣再加 乳香 木香 胡椒 輕粉 各五錢 又加白芥子一兩 黄丹二兩 再用麝香收膏

三聖膏 貼痞積

石灰 十兩細篩炒紅 用好醋熬成膏 入大黄末一兩 官桂五錢 攪勻 瓦器封貯 紙攤焙煖貼患處

醫宗必讀

霍乱至寶膏

倭硫黄 千 須用頂好者，若用土黄，性毒，貼之發腫　上肉桂 千

母丁香 千　吴茱萸 千

厚麝香 千　白胡椒 千

各研細末，每服只取一分，用葱白一個打汁拌和，放臍内

外用暖臍膏貼上，專治時疫霍乱，觸寒中暑，腹

痛痢疾，兼治瘧疾，要貼膏肓穴　孕婦紅痢忌貼

猪胆膏　治無名紅熱腫毒

大黄　黄芩　黄連　花粉　生半夏　生南星

共研細末，多入腊胆汁，日晒夜露，隨時調塗

濟世秘方卷之四

南滙張文蔚國琦録
又號薌夷

瘡瘍科　諸丹部　方

飛龍奪命丹　即前之蟾酥丸

取蟾酥法、捉蛤蚆、要大、獴叐、用猛將脚紥倒掛、自出、大碗侯之、

飛龍奪命丹又方

斯方與前方少凱鱼、氷片而分兩相同每服五丸忌生冷、水茄發物　秘本

又

治疔瘡或麻木嘔吐昏憒或喉閉或牙關緊閉用五入丸為末水灌下有奪命之功

斯方與第一方同而分兩稍異、

大靈丹

治癧疽發背無名腫毒等症○端午日修合預先齋戒三日丸時誦觀世音菩薩丸畢乃止

天麻　硼砂　冰片　硃砂　麝香、　血竭　粉霜　蟾酥

各等共為細末清水為丸如麥子大○疔瘡當歸湯下三丸○惡瘡葱白三莖用六丸入火内炙黃二酒下再用一丸入瘡口内○產後小腹疼痛元胡索湯五丸○心痛檳榔湯下三丸○腰痛生地湯下五丸○冷氣攻心乾姜湯下○食傷心痛艾醋湯下二丸○牙痛口瘡含化一丸○小兒疳疾

丁香湯下半丸　抄本

梅花點世丹　秘方

治癰疽發背無名腫毒疔瘡對口橫痃便毒等症用之即時止痛其毒立消有膿者即出易于收口真瘡瘍家神妙之聖法也萬勿忽之

硃砂　雄黃　白硼砂　血竭　乳香　沒藥　苦葶藶各二兩

牛黃　沉水香即上好黃沉香　冰片　蟾酥人乳浸化各錢

麝香　熊胆　珍珠各八分

共十四味俱選上號藥品誠心修製為細極人乳浸蟾酥為丸如桐子金箔為衣每用一丸壓舌底隨津咽下藥盡用黃酒飲醉蓋被睡出汗即痊神效無比○孕婦產後忌服　抄本

又方　治同上

此方與前方相似單用首七味珠砂至亭麈各二錢其餘各無姑存之抄本

梅花點舌丹秘方　治一切無名腫毒

先齋戒沐浴○端午日合必須預

麝香○冰片○雄黃○珠砂○輕粉○硼砂○蟾酥○共為細末人乳搗和為丸如米大若瘡口太黑用三丸入葱節內扛好黃酒一盃煎一粒魚為度運葱藥俱吃之盞嚥嚥出汗即愈粒吃素者用小茴魚煎藥三丸水盃半煎一粒魚服之嚥嚥出汗即愈抄本

又方　治一切惡瘡毒疔無名腫毒一粒即愈

白硼砂○水煎若沸傾綿帛匕帛下用灰襯乾硃砂○雄黃○沒藥○

血竭葶藶子各尾用白麩和去油去麩用葶藶牛黃冰片
沉水香各五分麝香珍珠熊膽各三分蟾酥五分
共為細末丸如綠豆大金箔為衣將藥蓋
子舌底津化完即以水漱口咽下即愈口
與世與舌二丹春果而藥料服法點異蝦
方較前點世丹甘少亂魚而分兩絕殊未
知熟是藝非今兩存之以條者去抄本

通玄二八丹　治臟毒腸風
大川連八兩生地白芍藥當歸身烏梅肉各五
錢共為猪臟一個洗淨入藥末于內用線
器粗末縫口處底上鋪韮菜將藥猪
放上又將藥菜蓋滿文火煮四五滾去糞
蒸菜又拙生韮菜如前再糞秘此四五次
以猪爛為度去韮用猪藥共搗糊為丸秘
桐子大毎服度牛前臨卧時鹽湯下毎日

急 抄本

萬靈丹 治諸毒延爛不止疼痛難忍

川黃連 青黛各三錢 人中白 乳香各二錢 沒藥
真琥珀 珍珠 硼砂各一錢 血竭二錢 熊胆 青
魚胆 梅花冰片 胆礬各三分 右各研細称
准并入再研極細彈上即轉紅止痛起死
回生百發百中 抄本

六合回生丹 治癰疽發背對口臁
瘡漏管

鉛粉一兩 輕粉 銀珠 乳香 沒藥二味去油各二錢五分 各

共為研細末磁瓶石貯
雄猪腰子一個剖開將藥
于患處傾時
痛即減丰极有膿不步
瘡小者一次即愈勞大
不㷒者乃陰症耳須用
付等症俱加匕法落瘡
開相連用勿斷加便用
腰子糊開用藥叁上方
埋深僻處不可被犬
忌食鴨魚等一切發物

凡遇患者先陳茶
汁洗過拭乾用
一分蒸腰子上合
如去之葉良久其
手擠次日再數若
二三次愈加腰子
丈叶湯治之○凡
口大者用腰子剖
藥加下瘡蛀梗將
猪用過腰子須
吃係大毒之物也
杪本

白降丹
治癰疽發背一切疔瘡惡毒
大瘡用五六厘小瘡一二厘
水調敷患上初起立刻起泡消散
成膿即潰腐膿即脫
硃砂雄黃二錢水銀一兩硼砂五錢皂凡大硝白

丸食鹽各半兩共研水不見水為度用陽城
罐一個放微炭火冉冉起藥入罐化盡微火
逼令乾取起若太乾則藥傾便無此方洞
庭傳因先人以為遺扱故故不錄一若法製一呆業已破毀

千金內消降丹治一切癰疽疔毒對口等症
水銀春鹽各二兩鉛粉五錢雄黃白砒月石各三錢
明礬三兩皂礬二兩硝半二兩共為末罐結胎打
取出研細麪糊丸瓶貯大毒加貝母一兩小
者五錢將丹二三丸研末調敷洞庭方

八寶丹生肌聖藥

龍骨煅一錢血竭血泡兒茶海螵蛸海桐皮各炒
一錢射香、五厘輕粉三分珍珠三分赤石脂三錢人參
胎骨廿、研極細面聽用洞庭方
更妙

点即燥主刻煖
过膏肓接次日愈
下連七

觀音救苦丹大毒五粒小毒三粒
又名神聖針灸

硫黃一錢硝一分射一分○硫黃化入硝射勻傾
入鍋盆內攤極薄片
切作半粒末大放患處要之○按全生集
去硝加珠砂不分○取二粒末放患頂火

廣生丹治無名腫毒疔瘡

十仙菊五錢即野玉龍菊二錢半即果山
蕎麥老鸛眼藤
酒煎服渣再服患處三服愈

龍二錢半蛀朴草
洞庭方
治小兒痄瘄滿面治閙直至

仙連丹血出數三日而落

仙人枳○炙厌人仙葫芦两川連○二钱乳香○一钱去油血餘○
厌一両桔麝二钱没药一钱●
拓油揭祆每丸化
服癣油調集洞庭
八寶丹專治棉花風毒楊梅破燗母
論燗須鼻服此即能可功神
速無比实為仙膏珍之熏能齒不
擦口不破之粉又能治久遠爛腿
亦效惟疔毒不用○梅全生集

粉霜一钱珍珠二分毒冰二分辰砂五分珊胡五分鍾
乳石五分○琥珀二分原寸子一分飛麪三分人中白
煅各○廿研细末每服八壓三日服二分
壓四壓用奇良不兩白者佳煎濃
汁三碗亦作三日咳淋烟喉者加西黄五
壓洞庭方
洞天救苦丹
潰爛不開而腿

蜂窠○取露天有子者兩頭尖○青皮○棘刺○立冬後佳各用

瓦上炙存性為末、研勻、每取三錢、陳酒送

服、二後要隔兩日再服、全生集

○聖靈丹一專治楊毒結毒下疳如蠟

燭笑霸如陽物硬○而不痿○白精流

出○此乃妒精、

珍珠○犀黃○冰片各錢琥珀○四錢劈砂○三錢的乳石○

二錢、各製石研粉入飛匙四兩研勻每服、取

末五分、煎土茯苓湯調含再水湯送服二

無不愈、但珍珠的乳石犀黃三物皆價貴

重不可減、分需十金可能合就、貧者奈何

全生集

小金丹流注痰核瘰癧乳岩橫痃一

切色白者用之杜甘錢蘇

白膠香、草烏、五靈脂、地龍、木別各製研淨，两半
葯歸身、乳香各研七錢五分、射香一錢、黑炭一錢二分、糯
米飯為丸，入飯搗千下搓為丸，如芡實大，此一料約為二百五
十丸，瓶貯，臨用取一丸，熱酒化服。○如孺
子不能服者，將丸煎服之。○如流注等症
潰久者，當用十丸作五日早晚服，以柱流
走悉不增。出丹內有五靈脂，與人參相反，
不可無有參之藥同日而服。全生集

百寶丹 專治楊毒結毒，最是平和。
非比泛常之藥。

牙皂一两、銀花三两、硃砂五錢。○共為細末，每次
五分，以冷飯塊
水煮二沸至一不碗，一日分作二服，須二
十餘服方能得效，須無豬油以潤肌膚，忌

茶酒牛羊麪忌蒜葷物

獨靈寳丹治男子八角子及婦人陰毛中生蝨虱作痒不拘多少搗爛搽上即愈秘方集

銀杏

綜

萬靈九轉還丹臨濟超字輩寶衆和尚傳秘方

此方不論男婦大小內外百症可

服某病原用一些化服某藥煎好方服傾將此入

眞鴉片三兩冬研夏燉

西牛黄一錢二分

麝香一錢二分去毛

百草霜九錢

右爲細末研勻然後白米飯二兩四錢研加糊

再下前四味再研勻爲丸每丸重三壓丸

完用硃砂爲衣二完入大封筒內封固放

在香蠟腳炉蓋內將色紫革佈蓋搖徵二

炭火封三炷香每炷香搖動炉蓋三次三

三見九名曰九轉以丹亦完移過炉盞待冷折封入瓶内臉用凡用此丹大人每服一丸小兒八九发一丸作二次服四五六七发一丸作三次服三发未遇作四次服無論大人小兒倘惧多服以體茶飲之即解孕婦忌服修合時務必三日前斎戒忌婦女雞大見閒

單方摘要

保安萬靈丹 孕忌

治癰疽疔毒対口發頤風濕風温濕疫流流注附骨陰疽鶴膝風症左癱右瘓口眼喎斜丰身不遂氣血凝滯偏身走痛步履艱辛偏墜疝氣偏身疼痛破傷風牙関緊閉截解風寒無不堪效

蒼术八两 全蝎 石斛 明天麻 當歸 甘草炙 川芎 羌活 荊芥 防風 麻黃 北細辛 川烏湯泡去

皮

草烏（湯泡去皮尖）何首烏各一兩　明雄黃錢不在

為細末，煉蜜丸。每藥一兩分作四丸，一兩作六丸，一兩作九丸，三等（做下以備年歲老壯病勢緩急取用珠砂　六錢為衣磁罐收貯　正宗）

黍米寸金丹

治常有暴中急症，忽然卒倒者，撬開牙關，研灌三丸，其人即活。又能治發背、腦疽、偏身癱腫、附骨癰疽等症，初起增寒壯熱，四肢泉倦沉重者，毋分表裏，老幼輕重，並宜服之。

麝香（五分）　乳香　沒藥　雄黃　狗寶　輕粉　烏金石（各一錢）　蟾酥（二錢）　粉霜（水良煉　白色者）　黃蠟（各三　良）　硇砂（二錢）　鯉魚膽（陰乾　三箇）　狗膽（乾用　一箇）　白丁香（四十　九粒）　金

頭蜈蚣七条全者酥炙黄色頭胎男乳一合右共為末
先將蜈蚣乳汁熬成膏同藥和勻丸如菉豆
大〇大人三丸、幼一丸、病重者五丸、冷病用蔥湯熱
病用新汲水〇送下衣被覆蓋暖、勿令透風汗出為度、諸病如失後食白
粥調理、正宗

立馬回疔丹
治疔瘡初已起用針刺後又或懼炙失治似致瘡毒走散不住乃疔走黄陷惡症也急用此揷
蟾酥酒化硇砂輕粉白丁香各錢麝香一字金頂
砒自製註法在膏内查蜈蚣一条炙乳香另入雄黄珠砂各二錢
共為細末糊成麥子大凡遇疔瘡針破用此一粒揷入孔内膏蓋追出膿

拔疔根為要效　正宗

太乙紫金丹　解諸毒療諸病利關竅通治百痼此藥真能起死回生製之濟人奇效不可盡述凡居家出入興工動大五及閩廣雲南貴州仕宦者不可無之不拘某病無一不應　每服一錢

山茨菰　洗去毛皮淨焙二兩

川文蛤　淨焙一兩

射香、　研淨三錢

千金子　一名續隨子仁白者去油一兩

紅芽大戟　兩半壘杭州去

上品硃砂　研三錢

雄黄　研三錢

俱要選上品者

法製日　端午七夕重陽天月二德天醫黃道吉日凡合藥之人三日前齋戒沐浴更換新衣皆換入淨室中手薰香將前藥各研極準漸加糯米飯杵軟凝杵搗千搥細至光潤為度每錠一錢

正宗

金液戊土丹

治脫疽及疔瘡發背，從宦厚味膏粱法酒，又服或丹石補藥助力，房勞多致積毒臟腑，久則胃汁中乾，腎水枯竭，不能上制心火，必致消渴、消中、消腎，饑飲多難能食，多瘦，九竅不通，驚悸健忘，此症若出，後必發疽，多難治療，宜預服此丹，亦可轉重就輕，移深居淺，又解五金八石之毒藥也。

人中白、烏梅肉、茯神、胡黃連、五味子各兩，石菖蒲、辰砂、雄黃、遠志、硝石各三錢，牛黃、冰片各錢，金箔二十張為衣

共研極細，配準，或端午、七夕、二至、二分吉辰，淨室中先收烏梅、地黃搗爛，和藥，漸加煉蜜少許，每藥一兩分作十丸，金箔為衣。每服一丸，用人乳一盞化，隨病上下，食前後服之。除修合一人，其餘忌見。正宗

九龍丹 治魚口便毒騎馬癰橫痃初起未成膿者服之
兒茶 血竭 乳香 沒藥 巴豆不去油 木鱉各等分爲末、生蜜調成一塊、瓶磁盒盛之、旋丸豌豆大、每服九丸、空心熱酒一盞送下、行四五次、方吃稀粥、腫甚者間日再用一服自消、正宗

結毒紫金丹 治新久楊梅結毒筋骨疼痛日久腐爛臭敗不堪聞者或咽喉唇鼻破壞諸藥不效者 正宗
龜板 炙用酒漿浸塗上再炙如此三次爲末 二兩
石決明 用九孔大者煅紅童便內漬之一次
硃砂 研 二錢
各再共研極細飯爲丸麻子大、每服一錢、酒下、疼痛腐爛者土茯苓湯下、重者四十日而愈、此功力勝于五寶散

五福化毒丹 治小兒蘊積胎毒、以及諸瘡、癮疹、傷風、斑疹、口舌生瘡、痰涎壅盛、譫言煩燥、夜睡不寧者並效、

元參 桔梗 茯苓各兩 人參一錢 黃連 龍膽草 青黛 牙硝各兩 甘草五錢 冰片五分 硃砂三錢 金箔十二張為衣 右為末、煉蜜丸芡實大、每服一丸、薄荷燈心湯下化服、及治瘡疹後餘毒上攻、口齒涎血臭穢、竹葉燈心湯下 正宗

觀音救苦丹又方

硫黃一兩 硃砂三錢 射香三分 蜈蚣一條 共為細 先將硫黃烊化、傾入藥末和勻、傾成片、○如灸瘰癧、加雄黃、硇砂各三錢、放錢眼內、用針灸之、刺李

回生丹

此藥專治癰疽發背惡疔無名腫毒等症

乳香　沒藥各炒一錢　雄黃　硃砂各水飛錢　牛黃一錢　熊膽三錢炙[illegible]去油　白蒺藜一錢去刺　沉香七分　真珠豆腐煮　琥珀一錢　甘草水炙　血竭一錢　冰片五分　麝香三分　蟾酥乳化一錢　官硇一錢　金箔三十張

以上十四味共為極細篩過，蟾酥人乳拌為丸，如菉豆大，金箔為衣，約四百餘六七十粒。服法：以陳酒含藥一丸于口中，自化嚥下，後將酒盡量飲醉，出汗為愈。

八寶丹　謝氏秘方

每遇瘡毒每服藥六物一錢，土茯苓湯送下，外作摻。

滴乳香、姜汁炒錢 辟砂一錢水飛研極入罐內封固昇三炷香起再研佉盡三日可用 珍珠腐製二分 梅花二分 射香一分 生錦紋三錢酒製三次 琥珀瑰一錢紅色者潔佳灯草製 犀黄一分 諸藥依方法製宜急淨，共為細末

濟世秘方卷之五

南滙張文蔚國琦録
又號薌蕖

瘡瘍科　錠子　條子　膏藥　方

追毒錠子

五倍子破焙三兩　山茨菰去皮研末二兩　麝香三錢研　千金子去殼去油淨霜一兩　紅芽大戟去蘆焙乾兩半　共爲極細末，糯米飲搗和，分作八十錠，每用一錢，井華水磨服，薄荷湯亦可，瀉一次，粥止之。○小兒急慢驚風、八痼、五癇，蜜水磨服。打本

紫金錠 治癰疽發背諸瘡癧腫毒并喉閉乳蛾痢疾腹痛等症用之神效

大戟三兩 天南星兩二錢 白芷兩半 大黃 五倍子

光故肉 金千子去油各二兩 去殼淨射香、五分 共為

極細末以糯子與藥末等分 搗極和為錠每錠一錢

陰乾收貯○按此方共計藥十三兩七錢而糯米又與藥相等其所用射香只五分似覺太少尚宜斟酌

又方 治同上

大戟三兩 山蔣菇一兩 文蛤炒一兩 千金子五錢 雄

黃三錢半 射香四錢 硃砂二錢半 如前法為錠本利

烏金錠　敷陽毒神效

藤黄一兩　京墨煏　熊胆猪胆汁化　明雄黄各五錢　射香一錢　冰片四分　各爲末，即以熊胆搗汁和作錠，陰乾收貯。遇患者以水濃磨，用筆自外圈內至中留頭，乾則清水潤之。抄本

烏金條子　治諸惡瘡熱節皆效

五月五日午時取蜒蚰搗爛，研京墨成膏，候晷乾，過揉成條子，抄本收貯，以新汲水磨塗即

三品一條鎗　上品錠子去十八種痔，中品錠子去五漏翻花瘰癧氣核，下品錠子治瘰癧疔瘡發背瘰疽等症。此爲古之三品錠子，但藥同，兩分兩不同，治病故有分別。今註一條鎗本方三品以下

之症並背用之俱各相應

明礬二兩　白砒半兩　雄黃二錢四分　乳香一錢二分　先將礬砒研細放小罐內炭火煉紅青烟已盡白烟起片時約上下紅徹住火隔一宿再加雄乳二味研極細勻糊調搓成如綫凡遇前症有孔者揷入孔內無孔者先用針放孔竅早晚揷藥二次揷至三日後孔大者每揷十餘条揷至七日患孔藥条滿足方住以後所患四邊自然裂開大繼廿至十四日前後其疔核瘰癧時漏諸當自然落下搽玉紅膏虛者健脾正宗

拔管条子　治諸漏管即上之藥味飯搗和作条隨管深淺用　抄本

又方　去腐生肌退管收口神效

錦紋大黃石榴子雄黃等分共為細末飯搗和作條捶遇探之其瘡自出〇去腐生肌用末摻之即愈抄本

靈藥治諸漏瘡

白砒白礬各兩蛇含石煆陽起石各五錢共為末入陽城罐內、鹽泥封固候乾、百眼爐中昇三炷香為度研細飯和為調量捶中七日後四圍裂縫十四日脫落、隨用生肌收斂內愈、抄本

紅降藥

水銀明礬火硝各五錢研碎入大紫泥罐內烊化署乾覆蓋於粗碗底上、下用水火炭排捶在罐底上、降一炷香為度、抄本

白降藥抄本

水銀○皂礬○白凡○火硝○鹽塊○煅過，各五錢，如前降法研用○

升藥秘法

心紅、良珠三錢、文蛤三錢，去肉，入碳火煨烟盡，為末，加冰片少許，切勝

升藥人所罕知　抄本

又方　抄本

紅升藥腳上不用

水銀○五錢、火硝○、白礬○各一兩，共研末，放碗底內、上用一碗蓋住、外用小石壓住，碗底丟柴火，燒三炷香為度，取起碗上靈藥研貯用

又方

水銀○白凡○牙硝○各一兩，硃砂○三錢，信○七分，如前法

升三炷香為度○　一方不用信，餘皆用　抄本

紅粉霜方

水銀〇白礬〇各兩火硝〇半兩硃砂〇三錢雄黃〇三錢小陽城罐放火炉內〇將藥漸〻投丁〇枯通〇然後將罐倒于粗碗內鹽泥封固燥乾將碗坐于水中、上用火蓋、文武火三炷香候冷取用、打本

又方

火硝〇八錢白礬〇兩二錢共為末〇入鍋碗蓋、鹽泥封固、小形壓之、文武火升三炷香取用、打本

又方

明礬〇六兩皂礬〇八兩青鹽〇一兩火硝〇七兩天南星〇五錢

五錢

半夏○五錢，共為末○，加前昇法○。抄本

又方

水銀○一兩，枯九○、火硝○各三兩，雄黃○三錢，硃砂○二錢，入鍋碗蓋○，加前法昇三炷香，取起研細，甘草湯泡過用。抄本

白粉霜方

水銀○、食鹽、白九○、火硝○各二兩，為末○，入鍋內炒乾○，加白砒○小入，共為細末○，入陽城罐內，以鐵盞合定，文武火燒至三炷香，候冷開罐，取昇在盞者用，收玉色者為佳。抄本

又方

明九○、火硝○各一兩，清水○二碗半，煮乾為度○，水銀○

五錢鉛錢半烊化入水○共研勻入罐水煎良內研昇法抄本

又方抄本

食鹽○炒水銀○各一兩皂凡○二兩火硝○五錢研和入罐

炒枯○入水艮同研勻敖罐內碗蓋溼光粉寿周胭乾文武火燒三炷点為用

藥保神方 治漏

蛇含石○一兩醋煆七次白砒○一兩白凡○一兩先將凡研細入

銅杓內將席放在凡上又將砒放在席上凡乍砒連石砒小麵糊搽降胭乾入管內

五六日管自出

青金錠 治纏喉風中風小兒驚風等症

延胡索二錢 牙皂十四條去筋煨燥 青代六厘 元寸五厘

共研細末用清水調作錠子每重五分臨用

水磨化用綿帋條蘸藥滴入鼻內少傾痰

响吐出即愈

五音錠 紅腫惡毒白疽忌用

雄黃 熊胆 京墨 珠砂各一錢 射香五分 牛黃一分

先將京墨磨粉用酒少許化〻再入熊胆

研膩後入諸末共研作錠、凡遇紅腫惡

毒水磨以新筆蘸藥圈患中空毒頂乾再

圈〻至全消初起者無不神效、全生集

驗方新傳録

驗方薪傳録

《驗方薪傳録》不分卷，封面題作《初編經驗薪傳録》，稿本，一册。輯者鮐翁，生平事迹不詳。書前存《自序》，署『中華民國歲次旃蒙赤奮若皋月鮐翁序于中隱草庵寓次』，時爲一九二五年五月。著者于晚清『慨國事之蜩螗，憤强鄰之壓境，遂絶意進取，弃舉子業，從武進孟河徵君馬培之游，追踵軒岐之學』，業成後懸壺于崇安寺，爲人治病，屢獲奇效，遂集古今良方，凡親自經驗并見聞所得者，筆之于紙，歷數十寒暑，積帙成册。其『門人周子逢儒潛修好學，侍診餘閑，囑其分類編次，合爲上下兩卷』。然此本未及整理付梓，故僅合訂一册，未予分卷。天頭時有批語，多爲補充載方，或是對下載驗方的補充説明。書高二十四點五厘米、寬十三點五厘米，無版框界欄。書中多處有『中華書局圖書館藏書』印。

根據書前門人分類編次的目録，所載驗方分爲内科、外科應用方、外科、婦科、幼科、喉科、眼科、傷科、救急、膏藥、祝由科、救荒方等十二大類。其中内科驗方，所治病症包括時病類、風類、便秘、肺痿、足痿、肝風、頭痛、肝胃痛、腹痛、牙痛、蟲痛、臌脹、痞、黄病、噎嗝反胃等三十四種。外科應用方包括攻散、丸、散、膏、丹五類。外科驗方，所治病症包括對口發背、肺癰、乳岩、乳癰、牙疳、瘰癧、疔、痔、漏、流注、脱骨疽、鶴膝、楊梅瘡等三十五種。婦科驗方分爲調經、帶、崩漏、胎前、臨産、産後六類。

是書所載驗方皆爲著者親身經驗，或是見聞所得，除臨證常用方外，還有諸多簡便實用方，如治呃，用荔枝核研冲；不眠，用百部一兩、半夏一兩煎服；便血，用柿餅炙灰調服；頭痛，用鮮山藥切片貼兩太陽穴即止；胃痛，用光粉、白糖調羹匙即愈;,鼻衄,小葉石榴花焙乾爲末,吹鼻即止。諸多傳方來源也一一詳細記載,如内科治痞三方——化痞膏方、消痞散、治痞硇砂丸,云:『以上三方係淮陽道謝元福傳,光緒時徐淮一帶旱荒,居民剥樹皮、草根,食之成癖,兩江總督劉坤一派員設局,照法製膏施送,或取資一半,以惠飢民,貼之效者頗衆,後經唐君慕潮將原方傳于沈奉江先生。』『正客膏』治中風口唇歪斜,云:『此方馬培之徵君用過,立效。』『龍虎丸』乃『沈奉江先生與馬培之太夫子診治聶仲芳中亟傳出』,『英神山人普救丸』乃『前任無錫縣裴大中子景福傳』,『五行妙化丹』乃『盛杏蓀典内傳』,『黄金丹』乃『余文毅公傳』,『温氣丸』乃『南門某醫士傳,現藥鋪可購』等。對于一些未經試驗的方藥,亦直接言明,如『戒烟方』云:『此方徐漸吉醫士傳……但余等未曾試驗,録之以備後用』,體現了著者實事求是、認真負責的態度。

是書爲驗方專書,乃著者歷經數十載而成,囊括了内、外、婦、兒、五官、骨傷、急救等病症,所載方藥或爲臨證常用方,或爲醫家傳方,并詳細記録驗方來源及治療效果等,載録病症雖然略顯雜亂,但仍有一定的參考價值,同時亦有較高的文獻版本學意義。

（熊　俊）

目録

初編經驗薪傳錄

鮎翁韓達儒錄

126739

驗方薪傳録

自序

溯自遜清光緒時法蘭西爲安南藩屬起釁攻臺灣襲福建僕憫國事之蜩螗憤强鄰之壓境遂絶意進取棄舉子業從武進孟河徵君馬培之游追隨軒岐之學沂水春風陶冶自由白業既成懸壺于常安寺中隱居花木禪房自問終日爲人治病幸多獲效暇則集古今良方凡手自經驗者並見

閱所得書筆之於楮歷數十寒暑積帙成冊但
書前錄以來雖綱舉目張僕老景頹唐無心整
訂而門人周子逢儒潛修好學侍診餘閒囑予
分類編次合為上下兩卷閱五月而成異日籌付
剞劂以廣流傳此則區區濟世之本旨也
中華民國歲次旃蒙赤奮若皋月鯤翁序於
中隱艸庵寓次

内科目録

時病類

通治

風類

痛風 ·麝香丸 治白虎歷節風 十八頁前
·寒濕流筋 廿九頁後上 ·一切痛及楊梅痛方 卅三頁前
治寒濕痛 卅三頁前 ·痓濕入絡痛 四十頁後
痛風蚯蚓方 四十頁後
·風寒痙剛痙 ·倉公當歸湯 卅八前 ·風瓣取嚏散 四十一前

·虛癆

·驗病生死法 卅六頁後 ·試癆蟲法 卅一頁後 ·癆嗽 卅七頁後
癆瘵薑方 卅一頁上 治癆症 卅七頁後 血症癆病 九頁後
·七味鴨方 十八頁後 ·金盤托玉 卅頁後

·吐血

治吐血 一頁後 治肺血 三頁後 治衄血 十一頁前 二方
·七製人中白 廿九頁前 治吐血 卅一頁後 又四十二後 ·鼻衄 四十頁後

·血證類

·便血 卅七頁後 又四十一頁後
痔血 卅九頁前
·足底出血止血散 四十四頁後

内科目録

二

便秘

噤口痢 十一頁後上 ·又十七頁後上 ·噤口痢丸 外治法 卅六後 卅九頁前
噤口痢 四十頁前 休息痢 四十二頁前 ·晨泄四十二頁後
·新二丸 通利大便解一切熱毒 十頁後 ·不大便 十一頁前 卅九頁前
治液枯大便不通 十一頁前上 ·血枯不大便 十一頁前
大毒不便 十一頁前 ·治不小便 卅九頁前

·脫肛 四十二頁前
痔血 卅九頁前

肺痿

肺痿 十頁前

足痿

治足痿 十二頁前 ·肺熱足痿 卅六頁前

肝風

治肝風 二方 三頁前上

頭痛

肝胃（氣）痛

腹痛

牙痛

內科目録

三

蟲痛

治蟲痛 十五頁後

臌脹

水鼓 三頁後 及上共三方 四頁前 三方 四頁後 二方

又熨法 二方 四頁前 外治法 卌四頁後

水臌單方 十七頁前上 膨脹病秘方 十七頁前

氣鼓方二 四頁後

治腹膨方 十四頁前 四頁後水鼓方下附一

單腹脹膏藥 卌一頁前 治單腹脹 卌九頁後

氣鼓 四十頁前 驗脹法 三頁後上

胸腹飽脹 十六頁後 氣急中滿 四十二前

痞

化痞膏 五前 消痞散 六後 治痞硇砂丸 七頁前

消痞丹 三前 又 三前 消痞膏 三十頁前 痞塊膏 十八頁後

硃紅散 十八頁後上 黃塊方 十頁後 卌九頁後

黄病

・致和丸 一頁前 穆門人方 一頁前 文十八頁前

・桑葉黄 一頁後 文十四前 ・黄疸試験 卅九後

脱力黄 四十一前 後の方

噎膈反胃

・治膈氣六方 二頁後 ・膈氣奇方 卅頁前

・膈氣神方 卅七頁前 ・膈氣方 卅六頁後 治噎膈 卅一頁前

治反胃 三十頁後 噎膈 四三前

呃

治呃 二頁後

不寐

・治不眠 十陸頁前及上 ・珍珠母丸 四十頁後

癲癇

・無雙散 十五頁前 ・龍虎丸 廿二頁後 ・侯氏黑散 廿三頁前

・鎮心丸 廿三頁後 ・虎睛丸 卅一頁後

内科目録

疝　治疝氣　十一後及上　、小腸氣神效丹　四十一頁前及上　、又四十二後

遺精　豬肚丸　十二後　、治遺精　四十一前

淋濁　、白濁方　十頁後　治淋濁　卅八頁前及上　四七方

汗　治汗　十頁前

渴　止渴　十一頁後

脫　客陽砂脫女佩薑　四十二頁前

夾陰　治夾陰　十一頁前　又十三頁二前

鼻淵　、治腦漏　二頁前及上　、鼻衄　四十頁後

耳聾　、治氣閉耳聾　卅一前　、風火耳聾　卅八頁前

氣喉
風疹
絲熱
化痰
脚氣
治風濕
戒煙
内科目録

五

、戒煙方卅四頁後

、戒煙去煙方卅五頁前

、戒煙方卅五頁前

外科應用方目録

攻散

外科應用方目録 一

·生肌八寶丹 ·珍珠散 ·海浮散 ·八仙散 四頁後及上
·保寶丹 ·赤金散 ·拔毒生肌丹 五頁前 ·退管生肌 六頁前
·九寶丹 ·生肌八寶丹 ·千寶丹 七前及上
·珍珠八寶丹 七頁後 ·玉紅膏 十二頁前 ·碧玉丹 十三頁前
·青龍丹 十三前 ·清涼散 十三前 ·石黄散 十五前
·如意散 ·金黄散 二前 ·陰吉祥丹 十七後 陽天清膽 十七後
·清寶丹 ·金箍散 ·鐵箍散 ·陽鐵箍散 ·陰鐵箍散 二頁後上
·文治陰疤散藥 ·烏龍膏 ·玉龍膏 ·麝香散 三頁前
·沖和膏 ·蟾酥丸 ·香附餅 附三頁後及上 ·清風散 十七後
·蟾酥散 六頁後 ·神燈照 九後 ·五香散 十八前
·先天 ·後天清膽散 十七前後

三黄散、恰粉散 二頁前及上 ・赤霊丹 四頁上 ・黄水瘡四方 八前

一黒袪風 十前 清涼散 青龍丹 十三前、薑芷散 十五前 加石黄散 十五前

一紅銅丹 十五前

・龍虎如意丹 六前、萬應散 九前 ・流注膏藥方 九前、發背對口夫

候青 九後 劉風散 十前 入外科癘風類

・龝香散 七前 ・黒龍丹 七後 肛癰成漏堅硬不消内服方 八頁後

松桂散 十八前

清疔散 又治疔散 八前 ・治下疳 十四前後

・烏金錠丸 八後 ・推車散 十六後

・冰螄散 十後 ・緑雲丹 十二後

外科應用方目録

二

咬頭法 ·開刀定痛丸 十三前後 ·定痛丸十七前 ·咬頭 外科 十八後

蘿膝散 十八前 ·移山過海法 十八前

·銅綠膏 加味太乙膏 潤天鮮草膏 ·陽和膏 十一頁前後

·黑膏藥 白膏藥 古部膏 ·生肌膏 三黃膏 ·玉紅膏

以上十二頁前後 ·瑩珠膏 後廿四後

·夾紙糊膁瘡膏十五後 ·白玉夾紙膏 發背對口夾紙膏 九後

·益青藥法十六後上 ·烏龍膏 玉龍膏 均三前

·沖和膏 三後 ·元珠膏 紫霞膏 四頁前 ·元珠膏 六頁前

外科目録

丸

、子龍丸 廿六前 、替針丸 廿一前上 、犀黄丸 十二後上 、祛風換肌丸 七後

散

、千金内消散 十九後 、黄發散 廿七後 、州遂散 、红拔毒 二十前

、黑拔毒 二十前（青黄、青雲、地主文 廿後及上） 、白拔毒 二十後 、深拔毒 二十後 二味拔毒散 廿前上

、通用拔毒生肌散 廿一前 、代針散 廿一前 托藥灰碱丹 十六前

、陽三品、陰七仙、二黄散 廿六前 、金花散 廿六後

、礬雄散 廿七後 、外症貼散藥 廿八後 、碙砂散 、烏龍散 廿四前

、烟黄散 廿七前 、紫蘇散 、四寶丹

膏

、緑膏藥 廿八前 、蜈蚣膏 十六前 、碙砂膏 廿四前 、夾紙膏 廿二後

红千搥膏 十前上 、活血千搥红膏 十前 、黄連膏 廿四後

丹

三仙丹 二仙丹 十九後 降藥條 十六前 白雪丹 紫金錠 十六後
拔毒五虎丹 廿四後 拔藥 灰城丹 十六前
黎洞丹 廿四前

赤白胬肉方 平安餅 廿七前 拔藥十六前 陽症散法 十五後
外症敷藥 廿五前 外科敷藥 十七後 治一切外症 廿五後
治瘡外症消散 廿二後
外症臭穢 十八後
止血丹 桃花散 藕節散 十後上 止血 治外之誤 廿五前

外科目録 二

、奶癬 廿七前

、走馬牙疳 二前 又四前又 又十四后前及又上 、赤霜散 廿三后

、牙疳 二三前上 、三神散 十九前

、青腿牙疳 十四后上

、牙根出膿 廿六后

、牙疳

·瘰癧

、清癧膏 三后 、治瘰癧已潰 、瘰癧遍身 、又效方 三后及上

、瘰癧風痰 五后 、又三后 、又十前及上 、又敷藥 十二前 、又同又后

清癧丹 十二前 、痰癧子 十二前 、癧痰秘方 、瘰癧方 十二前上

松香膏 楊柳將軍方 、清癧 十二三后前上 松

瘰癧不串清散膏藥 、又串藥 、治瘰癧已穿未穿均 十二后

、又靈方 十三后 、堅生火癧 十三后 、痄腮 十二后上 、痰核 廿五后

外科目録　三

疔

消疔散 共二方見應用八前
治疔方 八前後　文廿一後　文廿二前及上　文廿三後
神效回疔散　飛馬奪疔丹 廿二前及上　拔疔散 廿一後上
硃砂散 廿六後　疔毒一掃散 廿八後
疔走黃 廿六後　文神方廿三後

痔

治痔 廿五後　文十一前及後上　文廿二後　文廿一後上　洗痔方 十一後及上
翻花痔 七前　文十一後　文洗方廿三前　廿五後上
偷糞鼠 十一後　文廿八後

漏

各種漏症 二前　漏管 五後及上　治痔漏 九前　文十七前及上　十一後上　文十八後　廿後
治漏 廿三前　退管生肌 應用六前
拔管方 九前及上　文廿八後　文廿二後上　文廿七後上
砒礬散 廿六後

、肛癰成漏 廿三前 、先抄文内服方 應用新方 八後

流注

、治流注 三前 文 十九前

附骨流痰 一後

、脱骨疽 四後

、鶴膝

治鶴膝 十七後及上 文 一後 、九前 、廿二後

、楊梅瘡

、楊梅結毒 十一前上 、文 廿八後

、瀉毒九龍丸 六後 梅風 七前 、花柳毒瘡方 七後

、下疳瀉毒 應用方 十四後上

、麻瘋

、麻瘋方 六後 文 六後上

、張石頑癘風方 八前 、癘風散 應用方 十前

癬

治癬 十五前 又廿五后

疥

治疥瘡 三前及上 又后 又六前 又麻黄膏 加減麻黄杏艸膏 廿四后

膿窠疥瘡 廿七后 又廿八前

治瘡 十五后及又十六后及上 又上

諸膿瘡

一切皮膚瘡 廿八前 袪風換肌丸七后

治膿瘡 十九前 又廿八后

爛胖瘡 四后上 又五后 又廿三后上

裙邊瘡 廿八后

爛足 廿三后 又廿五后 又廿八前及上 又風湿四后 又廿五后 四后季杉散

洗足湿氣 十八后

天疱瘡 前 又十七前

外科目録

の

·秃瘡 俗名 鬎剃 鬎剃頭 ·治秃瘡 六前 ·八後 ·十前上

·鱔拱頭 正名 螻蛄癤 ·八後 ·十六後及上

·耳 ·吹耳散 五前 ·文八後 ·白蓮散 廿一前 ·硇砂散 廿四前
治耳癰 十九前

·瘤痣 ·氣瘤 九前 ·瘤痣發散 十四後 ·血痣肉瘤 十八後
治滯肉 廿五前

·白癜風 廿三後 ·紫雲風 廿五後

赤遊丹 二十前 廿五後
蛇丹 十七前 又
汗斑 十四後
熱瘰 十三後 十九後清寶丹 廿七前蒼耳散
鵝掌風 十五後 廿五前
黄爪串 廿三後
凍瘡 五前及上 又
囊風癰 廿七後紫蘇散
繡球風 廿五前
瘍後陰瘡 廿七前の寶丹
海底瘰痛 十五後

瘰瘡 廿八後
の爪風 八後
穿拐毒 廿三前
七八角風 廿五前

外科目録

五

蟲類

·頭面蟲行 十九葉

八角風 廿五葉

補遺

·對口方 弍の

·桑松散 四の

·腸癰膜穿 廿五葉

婦科目録

調经

治经闭 一頁後 二才　通瘀延胡散 五頁後　治经来腹痛 四頁後

通经 五頁後　乾血癆膏方 三頁前　又 三頁後

帶

帶下丸 一頁前　又方同　白帶丸 三頁後　治白帶 四頁前

崩漏

治血崩 二頁後上　又 六頁前

胎前

求子　種子第一方 五頁後　治不孕 四頁後　治肥人子宫多油及垢濁不孕方 六頁後前　驗孕法 五頁前

安胎　安胎萬全膏 二頁前　保孕丹 五頁前

经驗保產催生第一良方　治墮胎 一頁後及上

懷孕下痢腹痛 三頁前

臨產

遇仙丹 二頁後　治產不下 四頁前

婦科目

一

產後

·治乳少 四頁前及上 、兒枕塊痛 四頁後 、吹嬭方 六頁前

·治小兒咬傷乳痛 四頁後 、產後寒熱 三頁後 、產後行房 一頁前

·黑神丸 四前 、產後不小便 、產後食雞子積 五前

·產後嘔綠水 六頁前

·畏產方 二三頁後前及上 下胎 五頁前

·砒棗丹 治陰戶出亂 一頁前 ·陰戶火毒 四頁後

幼科目録

幼科目録

抄

致和丸　治黃病效方馬培之徵君傳

熟地五兩　川朴二兩　香附四兩　砂仁一兩　川椒一兩　當歸二兩

生甘草二兩　茅朮二兩　廣皮一兩　胡桃十二兩　皂礬一斤　熱水

拌曬乾將礬入瓶內煅至絳色再用小麥粉一斤炒黑

入前藥用黑棗為丸多服二錢少服一錢用酒過下半斤

而愈　三年伐木丸亦效

又方　穆門人傳

香附　廣木香　砂仁　針砂煅研　青皮　皂礬煅　大麥粉

一

紅棗煮爛為丸 或曬乾研末用極薄竹紙包每包一分連紙吞下

、桑葉怪良方 又名桑葉黃即[illegible]所云肥毒也因採桑而得兩足奇癢出血日即發喘促照方煎服輕者三五貼重者八九貼即愈

粉桔梗一錢 黑山梔三錢 金銀花一錢半 淡黃芩五錢 薄荷五錢 元參三錢

連翹三錢 粉丹皮三錢 射干一錢 桑葉三錢 川象貝五錢各 杏蔞仁各三錢

西赤芍三錢 甘草一錢 淡竹葉五錢 川連五分 枳殼三錢 大麥冬三錢

細生地一錢半 蠶沙三錢 方通包艸 綠豆一兩 煎湯代水 喉癢加瓜蔞皮三錢 喘

促加生軍玄明粉三錢各 切忌麵食腥氣茄子

治吐血 大生地八兩 犀角一兩 淮藥四兩 丹皮三兩 當歸二兩 白芍

紫口蛤殼治血症用

治吐血衄血

鬱金研末二錢井水送服

三兩 茯苓二兩 女貞子三兩 豬肺一具 童便灌洗煨化再用藕汁一碗 梨汁一碗 熬膏加粳米八合 糯米粉四合 和前藥搗爛為丸服五錢 又十灰丸五錢童便同服亦效

治肝胃氣痛 用丁桂散放膏藥上貼之頭痛腹疼亦效

丁桂散 丁香 肉桂 可服五六分

治氣血交阻腹痛 木香 延胡索

治腦漏 陳松花五兩 前茶葉研末（同辛夷五分）嗅之 又方 刀豆炙研服

又方 豬膽汁拌玉蘭研末搐鼻 又方 用珍珠末鬚曬

治鼻淵方 用漆店所用揩漆布同白鴿子毛炙灰嗅之 豬血則再以好荷葉研末合聞流出

二

一硬塊去即刻香臭

乾入旱烟管内吸之 又方 陳蘄艾八兩 旱烟八兩 合吃至烟盡而愈 非一日之功也

治腸氣 用象糞炙灰服 又方 狗寶研末服

又方 白殘花梗研末服

又方 噎在吸門 膈在賁門 肺胃二經病也 半夏三錢 白蜜三錢 甜杏仁三錢 杵頭糠三錢 沈香二分 生薑汁一滴 參鬚 用紅線繫脉門 又方 五汁飲

又方 月蝕時麵丸 用紫蘇湯拌匀為丸

又方 名銅夾梅 用寬永錢夾梅埋地須二十年最佳 服之嘔瘥

治呃 荔枝核研沖 刀豆子摩

馬氏治痰嗽咳　半夏一斤　冰糖十二兩　青鹽二兩

消痞丹　阿魏　水红花子　荆三稜　蓬莪蒁　肉桂各等分貼

此名阿魏散亦可治陰症發背散如無真阿魏用佛慈合蟾酥散用亦可

文方　臭椿樹皮内肉打碎煎膏貼

治肝風　荆芥　防風　滁菊　天麻　石決明　鈎〻　潼沙苑

白蒺藜　桂圓百粒　煎服

治肝風頭痛　用貓頭鷹一只用竹刀剖腹去腹中物納

血竭一兩　將鷹頭納入腹中外用黃泥塗飯火煨食其腦

治肝風
川芎与雞子煎服

三

治狗太陽頭痛　用狗皮膏蒸烊用外國艾片油

治痰喘　銀杏七个打冲服不問數　或針喉下三分必穿

治肺血　血竭二分研末入雞蛋內蒸熟食之　白芨調雞蛋白亦可

治水臌　梧桐包衣煎湯頻飲可利水

又方　川桂枝五分　冬瓜子皮各三錢　薏苡仁七錢皮下五　茯苓皮四錢　川椒目三分

製半夏三錢　大腹皮三錢　黑山梔三錢　薑汁炙雞內金八分　焦麥芽三錢

澤瀉三錢　木防己三錢　薑皮五錢　紫蘇煎服另包　另官桂五分　大頭蔥煎湯

指運上中下三焦及少腹

一驗脹法

炒鹽布包放臍上水臌鹽化水食鼓鹽紅色血鼓鹽紫色氣臌黑色氣蠱中滿鹽本色不變

治水臌

拔水草即茅屋上柴之陳久者煎服

又方 用冬瓜一个破開頭去子用赤小豆入内外用黄泥塗
再用大麦殼薫熟吃水甚驗

又方 田螺涎（用鹽入田螺涎即流出）乾之刮下 酒過服（效過）

又熨法 硫黄一錢 輕粉一錢 巴豆半（去油）研敷熱臍上瀉三四次飲熱粥

又法 用麝香一分同鹽置臍内以葱炒打貼之

又（小鼓）方 活鱉入大蒜填满葱薑少許陳酒三斤煮爛去骨
服七只大瀉而愈

水臌瀉方 千金霜一分 甘遂半一分 煨大戟半一分 沉香二分 血珀二分

黑丑二分巴豆霜一分 研末分三次服

治氣臌方 砂仁入蝦蟆腹內外用黃泥塗炙灰 薑皮湯下

或炙乾蝦蟆皮和砂仁末分二服亦可

又方 用香櫞皮浸無水尿缸內二十日晒乾陰陽瓦煅存性

日食二錢

又方水臌 白鶴花根打汁服即瀉瀉不止粥湯飲之而愈不可著齒恐其落牙

又方 螻蛄瀉水用下半截炙研服 又方入手臌 雞金散亦治腹脹

又方 黃牛糞炙灰服之亦效

六月治哮喘方 白鳳仙花一棵連根葉煎濃汁乘熱熏

汁在背心上用力擦洗冷則易之至極熱為止再用白芥子三兩 輕粉三錢 白芷三錢 共研末蜜調作餅炭火烘熱貼背心第三脊骨上是肺俞穴貼後熱痛須忍耐之冷則易之一餅可貼二日病輕者四日重者六日即轉輕而不發

治紅痢 用鹽梅食之 銀花炭炙灰亦可

潄痢方 苦參子七粒去殼用龍眼肉包吞下

化痞膏方 凡瘧後成痞或因受潮濕而成或小兒因疳疾而成皆貼患處日久自消加以內服消痞散至效更

治紅痢 烏梅 胡黃連 灶心土

為神速

三稜兩 水紅花子分 生香附兩 木香兩 鱉甲一兩

莪朮兩 生薑一兩 白芷一兩 大腹皮三兩 元胡索兩

全蝎十條 麻黃半 當歸一兩 原紅花兩 細辛半 川芎兩

桃仁兩 枳殼兩 枯櫞一兩 沒藥兩研以下 茵陳兩 桂枝一兩

蒼朮兩 乳香兩研以下 廣陳皮兩 五靈脂兩去砂 木鱉子兩打碎

草果一兩 厚朴一兩 蒲黃兩 白芥子一兩 桃枝 柳枝 棗枝各三尺

右藥用足糟平秤 蔴油九斤浸七日 擇吉日文

火熬枯去渣煉至滴水成珠將油秤准斤兩每淨油一斤
加炒淨黄丹六兩或七兩之內將成膏時
再加麝香三錢 紫硇砂錢 肉桂（須刮淨粗皮）錢 蟾酥三錢
明雄黄錢 沈香錢 阿魏錢 此七味先研成極細
末後入膏內攪勻傾入水盆以去火氣每捏成拳大
一團外用松花拌之臨用時以紅布攤須二分之厚量
瘡之大小須圍得住癥結先用生薑擦過再貼膏藥
貼後用炒鹽布包熨於膏上外以青布縛定至要

六

一消痞散 治與化痞膏相同，並治婦人癥瘕

鱉甲五錢 甘草五錢 皂角五錢 木賊草五錢 黃芩二兩

瓜蔞二兩 川連一錢半 使君子四十個 陳艾五錢 元胡索五錢

牡蠣五錢 威靈仙二兩 木通五錢 葶藶子五錢 蕪荑五錢

法半夏一兩 木香二兩 川雄黃五錢 菖蒲五錢 雞內金二十個

茵陳八錢 草果五錢 莪蒁一錢半 大腹皮五錢 柴胡五錢

香附五錢 三稜一錢半 夏枯草五錢 蒼朮五錢 川芎二兩

當歸二兩 炙黨參八錢 另加水紅花子十二兩 共研細

末每服三錢空心開水下如貼化痞膏難過服此即止

·治痞硇砂丸　蟾酥一錢　黄蠟一錢　巴霜五錢　羚羊角末五分

牛黄五分麝香三分硇砂一分冰片七分　研末丸如菜

子大粘在化痞膏貼一周時痞化膿血愈　此方力量太猛不可輕用

以上三方係淮揚道謝元福傳光緒時徐淮一帶旱荒

居民剝樹皮艸根食之成癖兩江總督劉坤一派員設局

照法製膏施送或取買一半以惠飢民貼之效者頗衆矣

經唐君慕潮將原方傳於沈奉江先生

七

、英神山人普救丸　前任無錫縣裴大中子景福傳

明雄精半　廣鬱金半　巴豆霜去油四分　製乳香兩

製沒藥兩　廣陳皮兩　廣木香兩　豬牙皂兩

陳膽星三　紫蔻仁三　真西黃下　當门子下

西血珀下　右藥精選道地各研細末用陳米醋打糊

爲丸如椒目大外用飛辰砂爲衣陰乾收燥貯藏玻璃

瓶内蠟封口治病服法列入於左　服三粒至四粒

心痛腹脹陰症傷寒感冒時疫嗽喘氣急痰壅白痢

噎膈反胃等症俱用白姜湯下　鬼祟邪氣誤呑毒物山嵐瘴氣不服水土俱用白滚水下　瘟疫熱病中暑霍亂痢症俱用陰陽水湯下　二十四種氣滞並氣鬱心痛俱用木香陳皮湯下

此方沈奉江先生已經傳出吾邑藥店均可購服醫生用之活人無算小兒痰多更為效驗勝如京都保赤丹

五行妙化丹　盛杏蓀與內傳

八

牙硝一斤　青礬兩　黃丹兩　明雄黃三錢　硃砂飛六　上梅片三錢
艾片三錢　右藥七味先將牙硝研碎用鐵鍋熬成水再用青
礬放入牙硝鍋內必能成塊能後仍用武火熬成至水用桃柳
枝向東南方順手攪勻後將此水傾放潔淨地上以去火氣
即將二味研成細末過篩和入黃丹雄黃硃砂梅片艾片
共七味一併研勻極細用磁瓶收貯聽用　製藥日要擇天
德月德天醫吉日或端午日合藥之人先行齋戒沐浴須面
向東南方以取生氣并先要取東南方之桃柳枝聽用攪

藥凡藥地方必要潔淨苟不潔淨則合厭穢一被厭穢或現以不能成形或雖研細等藥慎之慎之此丹無論諸症均用此藥點眼角男左女右立刻見效設遇急症忙迫之際窮鄉僻壤難以覓藥惟用此丹點之輕者即可全愈重者亦可略輕俾得服藥亦是易治可作醫家一臂之助也

此方合藥人先茹素四十九日

、溫藥氣丸 治肝胃氣痛 南门某醫士传 现藥铺可購

製香附兩 芫花三 延胡索半 製川烏丹 黑山梔半

、肝胃氣痛 盛杏生傳

生熟香附共兩

五靈脂兩半生半熟

黑丑兩半生半熟

九

白丑錢半半生半熟 共研末調服七分

高良姜一兩 香山李三錢 乾姜錢 官桂錢 蓬莪朮一錢 炙乳没錢 白川椒錢 炙五靈脂七分 研末丸服一錢五分

又方 治肝胃氣痛 即良附丸而製法各異 酒製香附一兩 醋浸良姜一兩 合研為丸服三錢

又方 治肝氣 蘇合香丸化服

治血症癆病等 有一女の堡橋婦人云 及癆症服油炸樟螂去頭足 无不愈者 服至知有臭味即愈 竈馬俗名樟螂 入地化地 蟑螂見之於本草拾遺 又名蜚蠊

頓咳
汪藝香方
麻黄四分 前胡三錢
杏仁三錢 象貝三錢
桔梗一錢 桑皮三錢
生石膏三錢 冬瓜子四錢
牛蒡子三錢 橘紅七分
薄荷七分
羚羊尖一錢
嬰金丹一分 冲
三帖後去麻黄加馬
兜鈴錢

、頓咳 俗名蝦蟆咳又名百日咳
牛蒡子三錢 葶藶三錢 旋覆花包三錢 杏肉三錢 青蒿子三錢
蘇子三錢 並服輕者一劑重者三四劑 此方輕效

、肺癰 馬徵君方
猴兒參 天冬 麥冬 玉竹 川百合 茯苓
川貝母 炙桑皮 冬瓜仁 知母 葶藶子 北沙參 款冬
阿膠 丹皮 地骨皮 黛蛤散 兜鈴 冬瓜子
右藥為末用雄豬肺一具去心血灌滌潔淨一半灌入
肺中一半搽入肺上蒸露再將蜜炙枇杷葉十二兩 蘆根十兩
十

二味另蒸露和入每服一二兩隔水燉溫每日服一二次

新新丸　通利大便解一切熱毒　張亮生先生傳

大黃一兩　元明粉五錢　白芷五錢　研末丸服七八粒如不大便再服

方內用白芷五錢保胃也

黃塊方　大蒜頭　黑棗　麻油　蒸服

痢疾　醋大蒜二枚　高粱酒一兩以蒜過湯泡服即愈

白濁方　大黃　牡蠣　研末用雞蛋清為丸每服五錢

大便微溏即痊此方一瀉一補不可思議

治痢　焦山查一兩　木香五錢　用洋白糖服

、治汗 桂枝与地骨皮等 先用桂枝煎湯去渣 收入地骨皮中炒黄代茶服 此方驗但用入湯劑中不過十分之一耳 亦用量不必拘泥其勁是變通可也

、治夾陰症 鵓鴿一只先用麝香下放臍中將鴿用竹刀活剖腹貼臍肚龜頭 有汗腹可寬鬆

、治不大便 西洋番瀉葉煎服或瀉補丸式三粒亦可

、又血液乾枯不大便 鮮肉蓯蓉等當歸身 煎服

、又治火毒不大便 豬油等皂角子肥皂子七粒 豬牙皂一条

、治衄血丨 用乾漆烏棗串於炭火上燒觸其氣即止 或用童便浸足

、治液枯大便不通 梨汁 摩沉香

、治衄血 真豆油服一杯即止 菜油亦可

十一

·治疝 吮金帶山 出惠
·又 荔枝核研末半 黃酒送下
·噤口痢 烏梅一个 冰糖半 煎濃汁服

治疝氣 姜葱打爛敷之 ·又方用高粱酒燉熱搽心窠丸
每日數次愈 又方陳雞窠糞薑汁 又[複]洋樟亦可貼
·治痢赤白 青鴨子二个瀝去黃白剩有膩膜用文冰赤沙
糖红黑棗薑一片煎服即愈 又方[複見卅六]柿餅炭治便血
·止渴 五倍子泡湯飲 白[複]酒醃治反胃
·治間日瘧 用向日葵梗去皮六七寸煎湯食之
·英夷戒煙方 東西洋參半兩 半瀉堂參 牛膝 甘草 北沙參
韭菜子 淮山藥半兩 陳酒四斤浸服癮到時服三四杯

即不知所苦初服七日忌豬肉鴨子蝦蟹生冷麵食發瘡

此方食極效　又方（後去之）川連　金雞霜同服少許亦可

治痰飲　肉桂　乾薑分　皂角一分　棗丸服二粒　霞天麴亦治痰飲

（此兩方另入小兒科）

治夫鷺肺脹　白狗蠹肉背炙灰服之

又方　蚱蜢研末調服　取雌雄去霜降日捉

治足瘡　去筋樸桑葉羽煎服一大碗每日服

治胃氣痛　馬徵君方　人參五　肉桂五　沉香五　烏藥才　鬱金才　或加乾薑五　鴉片灰　末蜜丸每服三分

十二

又方 沈香 薏仁 高粱浸服

定喘丸、治痰飲氣喘 乳石 牙皂去子核 乾薑 肉桂 紫腹蛋 半夏 用蜜在臼內打三千下每服一錢半

治各種痢 即萬應丸 一方去川烏用烏藥五錢 土炒蒼朮（一作米泔浸半日切片晒炒）五錢 炒黑丑五錢半 麩包 煨川烏二兩 炒熟大黃一兩 炒生甘草一兩 生軍一兩 炒羌活一兩 炒杏仁一兩 同研末每服半下 紅痢燈心湯下 白痢生薑湯下 水瀉米湯下 紅白痢燈心生薑湯下 一方有草烏及薑炒無川烏黑丑甘草水泛丸 孕婦忌

豬肚丸 治遺精 煅牡蠣四兩 苦參三兩 白朮四兩 豬肚一具

治痢 此方蘇州施送極效 黑山梔三錢 焦山查三錢 檳榔三錢 砂仁三粒研

牛黃丸 治赤白痢腹痛裏急後重 黑丑一斤 生軍一斤 酒拌蒸 研末以砂糖一斤熬熟和勻搗丸涼乾收貯 壯者服二次即下宿物 每服二三錢 量身體強弱酌用

砂鍋煮爛同打丸如梧子大每服五十丸米湯下

定吼丸 白信一錢 枯礬三錢 豆豉四錢 搗為丸服二三粒

治肝胃氣痛 香櫞一只去肉子入冰糖四十文高麗參一只胡椒七文桂元七十文薏仁七粒生熟地二片佛手弍片橘紅二片臘月九裏天蓮晒露各九次服

文方 黑丑 巴殼 沉香 猺桂各一分服

治夾陰症 枯礬 火硝 胡椒 黄丹各錢 丁香[illegible] 共研細末陳醋調成團握在手心男左女右帛縛扎緊

哮喘方 驗
活鯽魚一个帶活浸入童便內吃飽後將爛泥包魚做成團子放火上燒煉成炭研末先去遁開水送下

昔有劉太守有心胃氣呃吐清水服牡蠣三錢赤肉糖調服再發再服但不能除根

藥雞方 治偏頭痛 白茯苓三錢 當歸二錢 杜仲三錢 白扁豆三錢 紅花二錢 熟地三錢 淮山藥三錢 砂仁一錢 白芍二錢 淮牛膝一錢 白术二錢 廣皮一錢 青皮二錢 薏米五錢 百合二錢

上藥用童子雞一只，銅刀宰之，滾水泡除毛，將藥裝入肚內，加好陳酒一大碗，以銀針穿綫縫合，裝瓦鉢內，鍋中墊蓋毋艸，隔湯煮熟。

吐風熱痰並治膈氣極效 用銅夾梅一匙，服之頃時即吐盈碗。

又方 用萬年蓮根同醋打汁，服之即吐。

吐風痰法 用桐油脚入水碗，用雞毛蘸油探喉，即吐，效。

・治桑葉黃丸方 即肥毒 皂礬一斤 黑棗二斤 乾麵四斤 三味
研末為丸如黃豆大每日服一丸服一月而愈以淡竹葉湯送下
或米湯亦可 忌生冷腥氣茄子鹹等

・戒煙法 風茄花七朵 杜仲二錢 硃砂五分 甘艸一錢 罌粟殼二錢
雄黃 白茯苓二錢 黨參二錢 銀花二錢 夜十二鐘服 臥到天明
不知人事任其臥 切不可見風 見風發癡 備水菓湯飲時時
頓服 如發癡服鵞郎艸即清

・治腹膨方 俗名肚飽病 此方陳雲鵬傳極靈

萬應再見本冊綱目拾遺地枯蘿下

・夏末秋初用帶皮生薑拾斤埋大糞坑七日被蛆攢空取出河水漂七日取起夜露七日不可沾雨再清水漂七日再露再漂統計四十九日為度待乾收炙研末用砂糖調服不連服三次或五次即愈神效無比 愈陳愈妙

・治氣喘痰飲方 西瓜水十五斤 麻黃 桂枝 薑汁 白蜜 文冰 以上各四兩 收膠 此方治秋燥肺咳用經霜冬瓜汁蜜收膏 加麻黃冰糖各四兩

・萬應散 治男女大小危險痧症小兒急慢驚 見古本驗方新編末頁

珍珠三分 麝香三分 牛黃三分 血珀三分 硃砂五 京川

貝母 明雄黃一分 牙硝一分 白礬一分 牙皂一分 薏仁一分 北細
辛一分 石菖蒲一分 甘草二分 上梅片三分 以上各研極細末凡
遇各症牙關緊閉先用藥擦眼吹鼻男左女右俟牙
關開時即用此散一分至三分量人大小用白茶開服立愈
不必戒口孕婦忌服 弟今四分之一 三分改七厘半 一錢改二分半
二分改五厘 八分改二分

治風疾一切癇風即無雙散 稅務所楊（梁）備
毛菇即慈菇 天麻 沒藥 枳實各五 天竹黃五分 明雄黃 乳
香 白附子 僵蠶各五分 全蠍二分 川軍五分 化州橘紅 防

十五

風 遠志 木香 川朴各錢 黑丑三錢 川萆薢錢 川羌活錢
膽星錢 清鹽半夏八錢 茯神八錢 木瓜錢 節卜八錢 此物待考據
鈎鈎錢 薄荷錢 蘆薈全錢 上西黃三錢 當門子三錢 硃砂錢
血珀錢 石斛錢 杜仲錢 兔絲子八錢 巴戟肉錢 香附錢
大人服三分 小人服一分 如欲此病斷根 去楊以忌服

·治蟲痛 楝樹根皮用泥中掘出者煎服 者煎時不可近蟲痛人 須別室煎 先煎雞子令蟲痛人嗅雞子氣味 雞子吃下即與楝根皮湯飲之

楝樹根皮收下露三天煎服 時當詳蟲如有牛繫

楝樹上者至根皮不可用 反有害

一治心痛　用刺猬活剖取心隨即吞服即愈且可斷根

一治痰閉　紫雄丹一分（查二逕極　經綿紮法）木通錢　犀角錢　陳雨水下吐

出痰鼓碗愈　一又法用風化硝三分　廣鬱金三分亦可

一治脚弱　用杉木為桶濯足及令排椿踏於兩股間以脚

棚繫定月餘而安健如故　見涵芬樓秘笈續墨客揮犀下冊古方考條下

一治不眠　用百部一兩半夏兩煎服

一又方　蒼术兩　蛤粉四兩　茯苓兩　甘草錢　為末服四錢

二三次便瘥　以上二方見涵芬樓秘笈識小録三冊廣慕條下

十六

一治不寐　用百合中枕魂珠下

用金戒指線串懸着

萊菔制麵毒　見識小錄第一冊

•胸腹飽脹　北方田野人逢胸腹飽脹用馬蘭子椎碎涼水吞下即瀉而下　見復齋日記十頁

•正容膏　治中風口眼喎斜　馬培之徵君用過立效

用巴豆四十九粒麝香三分多一日加兩分共搗爛做成餅若歪右將藥用夏布包好放左手心用好酒燉熱一壺熨于藥餅上酒冷再換初起熨三炷香即正　按古方用萆麻子不用巴豆用冰片不用麝香較好

•氣喉驗方　用算命先生弦子上舊弦陳黑者更佳請六人（須異姓）

又挽一结將弦套在氣喉頸上病者自己當前再挽一结故名曰七姓弦宜時以手指推上推下若氣喉收小則结隨之收小常服逍遥散一年必當可向愈

一治痢積　青果核三个炙灰研细沙糖调再服三个大便通利如神　浙江嘉興縣知縣劉鶴生家傳

一治風瘡塊　用做纸元寶剪下邊帯有錫去燒烟薰之永不發須在帳内煙不外散

、膨脹病秘方　用黑魚二尾每尾約斤餘將肚内各物除去洗淨用

一水膨單母方
黑魚一条要重七八兩
去用竹刀刮去鱗破

十七

肚腸雜物入大蒜八片
松蘿茶葉并製旱
檗之并陳酒(燉)燒滿下瓦
罐煮爛凡病人頭脹起
先食魚頭並尾並上先
起食魚尾並頭須一頓
吃完

大蒜頭及青葱塞滿魚腹餘將枯荷葉包好再塗以黃泥
如泥攪勻然置火上熏之至泥乾將發魚香溢出時即將
泥与荷葉蒜頭青葱一併除去給患者食之每日一次重則
十餘次輕則六七次脹水即漸由小便退去而愈

噤口痢　用金華
火腿和肉骨燒灰
研末每服三分
酒送下

治久痢　苦參子四十九粒同桂圓肉包吞次服三十五粒即愈

治痢　豬肚頭炙灰調服　張聿青先生姪桂生用

又方　草紙灰　調服

治三陰瘧疾　山萸肉兩　常山錢　淮山藥兩　杞子兩

淮牛膝一兩 茯苓一兩 白芍一兩 白糖一兩 姜半 煎 徐服 極

險如一年者分量減半 病癒者傳出

治黃疸 一月除根 穆景春傳 小兒易好大人難

香附一兩 大麥芽十二兩炒 枳殼一兩 製半夏一兩 陳皮一斤

皂礬廿兩煨紅 四百文 煨至清烟出止 烟盡大枯 廿四兩 煨約三四兩 每一千

共研末 用薄竹紙包 每包六厘 每日服十四包 連紙開湯過下

治白虎歷節諸風疼痛 遊走無定 狀如蟲咬 日夜重 手足不

時發痛 名麝香丸 川烏一个 全蠍十四个 黑豆十一粒 地龍半

十八

右研末入麝香半 糯米糊為丸緑豆大 每服七粒 甚者十九粒 温湯送下 孕婦忌服

痞塊膏 野莧菜十斤 活脚魚一只約一斤 鉛粉八兩 先將脚魚莧菜一大鍋水煮 濾去渣 再入鉛粉 候滴水成珠 即為膏矣

治一切痰塊 外症貼之

七味鴨方 大生地半 北沙參半 地骨皮三 大熟地半 白茯苓半 川貝母三 當歸身三 用老雄鴨一只 去毛 用原湯洗 剖肚 用銅刀去肚中物 納藥入肚內 用銅針縫好 并酒一茶杯 醬油

硃紅散 治癖塊臨时加麝香 重者加硇砂

草果仁钱 公丁香钱 辰砂半 雄黄钱 白胡椒钱 連翹心半

京都金偲膏 治痞塊

一茶杯并鴨放瓦罐内将罐放鍋内用稻柴五斤徐火燒之
逢節氣食不可与旁人吃　此方一切宜癆

・黄金丹　余文毅口傳

專治一切寒熱暑湿时疫感觸四時不正穢氣並治一切
腹痛泄瀉赤白痢並绞腸霍亂吊脚痧螺斑痧等症

淡乾薑二兩四錢　車前子六錢　華茇六錢　炒麦芽三錢
真川貝去心六錢　荆芥穗三錢　砂仁三錢　廣皮三錢　川雅連二兩四錢　公丁香三錢　酒炒黄芩二兩一錢

十九

右藥須選道地上品不可加減分兩共為細末用鮮荷葉搗汁為丸每料分作二百丸一丸可救一人小兒半丸開水送下病雖至重二丸必愈服後惟忌食魚一月

昔浙江余文毅公以臨受知 純廟才任閩撫疫疾大作百方不救因默禱于神夢中見有老人告方於案而去是夕大風揚塵滿案至明起視案塵中歷歷有字即是方也施之病者應手而愈嗣奉 旨抄方進呈付 御藥院施行

寒熱無治神效無比

、大悲救苦玉雪丹 水安息 暫用十香 上珍珠 西血珀 鵝管石淨各

末三錢 當門子三分錢 上犀黃一錢 大梅片三錢 白螺螄殼一錢 紫

油厚朴 川連各一兩 寒水石一兩 水飛鏡面砂二兩 蘇合油二兩

赤茯苓 玉桔梗 廣木香 安蒼朮 茯苓皮 半夏麴

北防風 天花粉 左秦艽 廣生軍 川桂枝 粉前胡

均青皮 大力子 江枳實 淮木通 生白朮 京赤芍

大麥仁 上廣皮 車前子 炙粉艸 江枳殼 荊芥穗

大豆卷 淨麻黃 軟柴胡 淡豆豉 廣藿香 建神麴

二十

六神麯　大連翹　生石膏　土貝母以上各用淨末八錢　大腹絨一兩六錢煎湯泛丸因大腹皮不能研末　右各粗藥用陰陽水浸一宿次日晒乾研為細末後入細藥同研極細聽用和入水安息外加六神麯四兩打糊用粗細藥搗和加入煉白蜜一片和丸每丸湿重一錢五分曬乾重一錢要曬得透足後再入石灰罈收燥外用白蠟封固和丸時用金箔為衣須擇天醫良辰在淨室中修合虔誠　大悲寶懺一永日務宜誠敬此藥真有起死回生之功雖垂危莫救命在呼吸者亦無不立時見奏效照

引服用屢試屢驗百不失一洵千金不易之良方也

惟是尊本頗貴 艱於獨力不能廣合遍送為憾 故將秘方錄出

刊版流傳 余素知水安息香已無真者 今改用當門子六錢

餘皆倣此

一治傷寒時行瘟疫寒熱頭痛胸悶脾痞一二候身熱不解神昏譫語用開水化服一丸如身熱不盡再進一丸立有奇功

一治痰厥不省人事用陳膽星五分沖開水化服一丸

一治肝氣厥逆不省人事用生石決明二兩煎湯一茶盞化服一丸或開水化服亦可

一治小兒痧痘時疹用西河柳五錢煎湯化服一丸如未透足再用進一丸輕則半丸

一治癰疽發背腦疽疔毒一切無名腫毒外用土牛膝一兩搗汁調藥半丸敷之内用開水或生甘艸三錢煎湯化服半丸大症一丸未成即消

一治咽喉痧症痰涎壅塞口禁身熱命在頃刻急用開水化藥一丸徐徐灌下立刻起死回生再進一丸即愈

一治一切咽喉急症服之立愈或用薄荷三錢煎湯化服亦可

一治小兒急慢驚風身熱嘔乳驚悸抽掣搐便青用鈎鈎一錢煎數沸去渣量兒大小和服半丸或一丸分作四次服之立效如月内[illegible]見赤子胎驚不乳用藥一丸分作四塊研極細末安在乳頭[illegible]上與小兒吃乳同下之立愈

此方傳流濟世藥資甚貴不可泛視忽畧孕婦忌服 無錫知縣裴大中配合送

三合濟生丸 專治四時不正之氣頭疼身熱腹痛脹悶霍亂轉筋嘔吐泄瀉四肢厥冷絞腸痧氣傷寒傷暑

傷食瘧痢諸症每服一錢重症加倍舌苔白者用藿香湯下黄者用荷葉湯下寒重者用薑湯下吐瀉轉筋用丸四服加生薑灶心土煎服忌食米粒

川厚樸六兩五錢薑汁炒 烏藥三兩 枳殼三兩五錢 羌活四兩 廣藿香七兩

木瓜一兩三錢 白豆蔻二兩 蒼朮三兩 半夏四兩五錢 蘇葉七兩

香茹二兩 草果二兩 赤苓六兩 香附三兩 桔梗一兩五錢 甘草三兩 茯苓二兩 川芎三兩 白朮一兩五錢 檀香一兩 陳皮六兩五錢

防風三兩 木香三兩六錢 柴胡八錢 白芷五兩 神麯五兩

廿二

砂仁三兩 細川連一兩五錢 晚蠶沙四兩 以上藥料須揀選明淨

眼同研為細末用薄荷茶葉 大腹皮熬汁米湯一碗泛丸

硃砂為衣每丸重七分晒乾收入小口磁瓶不可泄氣為要

此方係蕭縣稟呈江蘇巡撫趙通飭各縣取合施送 驗方

治失心癲狂

廣鬱金七兩 明礬三兩

糊丸如桐子大每服

五十丸 即白金丸

、龍虎丸 治陰癲陽癇屢效 此方業師沈奉江先生與馬培之

太夫子診治聶仲芳中丞傳出 聶仲芳即曾文正公小婿也 現載王松堂秘方輯要

西牛黄叁分 巴豆霜叁分 水飛辰砂壹分 白石即白砒叁分 酌加

米粉為丸 傳送此方者云余將白石減輕用貳分一小料

分作二十九辰砂爲衣用過五十餘年無不見效武者即愈文
者較遲極重者前後用至五十餘丸用法（癡症皆痰入心包絡）輕則一丸重則二三丸
以温開水送下（若不肯服置藥粉糕中使食）約半時許非吐則瀉愈時再服一丸以俟之如
年遠者須服數丸方見效愈後忌食豬肉二年孕婦忌服體
虛者不忌如症重則白石仍用三分病大愈接服侯氏黑散
以填空竅使胞絡痰不復生尤爲周安如年遠痰堅竅閉
宜先服豬心丸次日服龍虎丸見效尤速

、金匱侯氏黑散方　甘菊花四分　細辛三分　桔梗三分　人參三分　黃芩五分

廿三

當歸三分 川芎三分 牡蠣三分 茯苓三分 礬石三分 桂枝三分 白术一錢 防風半 桔梗八下 右藥研為散 日服一羹匙 芽茶湯調服

·豬心丸 豬心一个（男用牝豬，女用雄者） 用竹刀剖開 納麝香三錢 外用黃泥封固 以線綁裹之 文火煅成炭 去泥研末 開水吞服一錢（先生曰麝香三錢疑多能分去同或用三分）

·急救癟螺痧迅雷散 專治因寒痧發嘔吐絞腸抽筋危急重症 今年暴熱復冷 受寒者多 故宜服之 熟附片一錢 淡乾薑一錢 細辛二分 上猺桂四分 母丁香二分 貫衆二分 吳茱萸五分 太子參四分 烏梅二分 右藥共研細末 每服四錢 用河水煎服 重者

三刻後再進一服　小兒減半　熱症輕症忌服　外用食鹽填滿
臍中以艾絨成團用大灸十四次必愈　最重須用雷公散填臍同灸之
益藥店向有出售就去立時可購　凡遇起病速用生姜葱頭打汁
一杯同好燒酒半斤並熱頓擦大腹手足並要立效

· 灸痧法

此藥專治癟螺痧及一切霍亂吐瀉轉筋諸痧症
勢極危險即將此藥一瓶納入臍中上用薄姜一片蓋好再用
艾絨灸燒至病人知熱怕痛多燒數次然後將姜片去之以清涼
膏貼臍上勿使洩氣立能起死回生治愈多人極為神驗

廿四

當門子九分 火硝仝 大梅片九分 西黃三分 腰黃五分 蓽撥三分
磅砂五分 硼砂五分 右藥八味共研極細末令好 用甆瓶或玻璃瓶裝好 慎勿泄氣 每瓶裝藥一分 救人一命 孕婦忌服

聖治丸 毛對山製 見墨餘錄

夏令暑熱炎蒸 濕濁上騰 人在蒸淫熱迫中 設或正氣不足 最易感病 矧南方地卑氣薄 更多中病吐瀉之症 推其致病之原 或過於貪凉風寒外受 或困於行路 暑濕相干 或口腹不慎 為冷膩所滯 或飲食不節 使輸化失宜 或感時行疫癘之邪 或

觸穢惡不正之氣皆能致脾土不運陰陽反戾升降失司卒然腹痛上下奔迫四肢厥冷吐瀉並作津液損亡則宗筋失養故足攣筋縮先起兩腿或見四肢名曰霍亂轉筋如遇疫癘時行病暑並觸或入病家心懷疑慮胸覺悶時即以一丸入口藉以解穢却邪勿亂正氣

方用　正号仙居野术烘燥勿焦黑一兩　真川朴一兩　白檀香一兩　降香一兩　新會皮炒黃二兩　以上五味研末廣藿香一兩煎濃湯泛丸如大黃豆大每服二三丸細嚼和津嚥下　按术味甘能和脾苦能燥濕定中止呃扶正却邪開胃

廿五

氣以除積飲故為君朴苦辛能瀉實而化濕平胃調中清痰行水兼治瀉痢嘔噁陳皮為脾肺氣分之藥能快膈導滞宣通五臟並可除寒散表用二味為臣檀香調脾利膈正氣驅邪降香能辟穢惡怪異之氣故用為佐使藿香稟芬芳之清和之氣為達脾肺之要藥氣機通暢則邪逆自定故用為引名曰聖治者以聖人有治未病之旨蓋思患預防莫若服藥於未病之先使輕者解散而重者化輕未必非卻病養生之一助云

、○辟疫丹　真雄黃两　甘艸才　薄荷两　貫衆才　硃砂两　陳皮才
法半夏才　白芷半　桔梗才　細辛两　防風才　枯芩半　藿香才
牙皂两　木香才　右藥生晒研極細末治時疫服一錢

、濟生立效靈丹　茅朮（有硃砂點者，泔水浸軟切片晒乾）三两末　丁香六錢（不拘公母）　麝香三錢
蟾酥一两　甘艸三才　錦紋蜀大黃六两切（片晒乾）　明天麻三两六錢（切片晒）　麻黃
去節三两不錢　明腰黃三两六錢（研水飛）　煅金星礞石（醋煅七次如金色）二两四錢　西月石
二两四錢　梅片三才　馬牙硝三才　西牛黃錢半　沈香三錢　共用淮山（為細末）
藥四錢煮糊和治為丸如菜子大硃砂為衣每服七丸日

廿六

久味藥每信用亦可瀉痢以滾水送服七丸　孕婦忌服　兒童減半

·勝軍丸　民國十三年甲子八月江浙交戰月餘才止死亡枕藉血流成河繼奉蘇在錫邑相持數日西鄉及毗連江陰一帶人民流離填於溝壑者有之埋尸淨於土面春夏之間飲水不潔觸受穢濁難免不起疫癘腹痛嘔吐泄瀉四肢厥冷等症　沈奉江先生思患預防因製斯方造福閭閻桑梓

川雅連五錢　春砂仁五錢　上雄精三錢　廣鬱金五錢

廣木香五錢　生明礬五錢　人中黃三錢　檀降香各三錢

生姜粉汁三錢　真獺肝二錢　石菖蒲三錢　焦山查四錢
公丁香三錢　生香附五錢　鬼箭羽四錢　以上十六（五）味共研細末
用銀花二兩　防風七錢　藿梗七錢　淨黃土二兩　四味濃煎汁濾
清泛丸和入生姜汁三杯　硃砂為衣　如桐子大　輕者服錢半　重者三錢　小兒減半　孕婦忌服

●純陽正氣丸　廣藿香四兩　雲茯苓四兩　上川朴四兩　姜半夏四兩生
青木香四兩　上安桂四兩　製茅术四兩　廣陳皮四兩　青礞石五錢
公丁香四兩　天生术四兩　西月石一兩　元寸香五錢　大梅片五錢　飛
辰砂一兩　馬牙硝二兩　金箔八張　明雄精二兩　用好高粱泛丸

廿七

清瘟辟疫湯 清暑定厥 徐靈胎製

薄荷八分 佩蘭葉一錢 青蒿頭一錢 鮮石菖蒲八分 蘆根一兩

茅根去心一兩 調玉樞丹五分 或至寶丹一粒

玉樞丹 即紫金錠加辰砂腰黃 一名辟病解毒丹 文蛤 千金霜一兩 辰砂 腰黃五錢

大戟一兩 麝香三錢 糯米粥為劑 每料分四十粒 加西黃名大還丹 每服五分

倉公當歸湯 辛散風寒 活血舒筋 不特治寒痙剛痙 且可

治陰痙 當歸八分 獨活四分 防風五分 麻黃蜜炙二分 淡附片

二分 北細辛一分 並以沖無灰酒三四滴 牙關噤者撬灌

一服蘇二服汗此方奉江先生云性輕宜酌加用之

治時疫 大英藥房哥囉顛小瓶十五滴至廿五滴小兒減半

辟疫 服白蘭地酒一小杯此先生知友高仰之地方檢疫長以此酒與因徒飲之

七液丹前恒善堂製送 專治瘟疫瘧痢爛喉痧疹傷寒時毒一切瘡毒癰疽暑風痧忤霍亂吐瀉諸般痧氣等症

上滑石十二斤 鮮佩蘭葉汁 鮮藿香葉汁 鮮萊菔汁

鮮蘇葉汁 鮮荷葉汁 鮮側柏葉汁 各叁拾兩 生錦紋大黃三十兩 曬乾研細末用好陳酒弍斤拌入

右方將滑石研極細末去腳稱準分兩用粉甘草三十兩泡湯浸漂飛淨以甘草湯盡為度攤曬瓦盆內七液不分先後隨時傾入惟柏葉難於取汁須根与藕汁同打方綫

乃出汁待豬藥併之拌入晒乾研細收儲最好秤準每服四錢做成一大丸晒乾封固易於携帶

一治痢疾紅者用黑山梔一錢白者用生姜三片煎湯化服

一治瘧疾用生姜三大片製半夏一本煎湯化服

一治爛喉痧一切雜症白滾湯服

一治大熱不退發癍發痧不省遠達甚者一二服重者二三服即愈

一治喉嚨痛因風火者一服即愈重者二服兼單雙蛾亦易見效惟爛喉痧來勢最速朝發夕死醫藥無救得此有起死回生之功倘有咽喉腫痛閉塞痰稠即与五錢送下自能平安

一治夏秋間發熱不止或頭痛頭暈或寒熱交作無論因寒因暑因食服此一二錢無不立愈

一治瘟疫流行傷寒時毒服此即愈

一治諸般痧氣重者此丹雖投猶恐緩不濟急當以所

龍丹吹鼻取嚏即与八寶紅靈丹一分調下此無不治紫金錠塘棲痧藥諸可所謂急則治標也

一治目紅或腫痛羞明眼眵膠黏一服即愈

一治外症用姜汁調敷火丹膀紅腫發痛藥汁調敷

此丹每服藥以半不論男女老幼胎前產後及素有血症之人皆可服惟壯實之體及症重者服五六錢亦不妨小兒減半

按此治男邪熱疫之妙方 鑑明識

、○七製人中白　治虛火勞怯咳嗽吐血諸症神效

法用三四十年尿瓶用河水漂日逐換水至四五十日臭氣已去打碎尿瓶刮出人中白研細初次用荷葉湯煎濃入煮鍋內同人中白末煮以槐柳條不住手攪若一住手此藥板定鍋底鍋必燒碎煮百沸湯漸乾便住火次日另煎土茯苓湯如前法煮一日再次日濃煎黃芩湯如前法煮一日又次日濃煎側柏湯如前法煮一日次濃煎藕湯如前法煮一日次用大小薊煎濃湯煮一日次用鮮桑根白皮煎濃湯煮一日曬乾研

內科

廿九

细末每服三錢或二錢咳嗽甚用桑皮湯或麦冬湯或枇杷葉湯吐血甚用茜草湯或茅根湯或藕湯痰多用貝母湯或竹瀝内熱甚用鮮地骨皮湯湯法不能盡述各隨症對科藥湯調下至效如神凡煎湯藥用柴火同湯煮中白須用炭火

此方沈奉江先生得明版繆仲醇先醒齋筆記舊本有人録此方於空頁疊刻紅圈想見此方之神效也

治寒濕流筋

紅花三錢　川桂枝三錢　肉桂五分　炒赤芍三錢
威靈仙三錢　萆薢三錢　桑寄生三錢　川貝母三錢　台烏藥三錢
石蓮子　桃仁三錢　川熟附三錢　虎脛骨三錢　秦艽三錢

治寒濕
樟腦高粱搽擦
太乙神針炙之
治寒濕

黃芩五分 澤蘭一錢 蒲黃五分 肉桂一分 獨活一分 川牛膝一錢

歸身一錢 陳酒煎服

・膈氣奇方 服此嘔吐立止 胡椒七十粒 綠豆三分 共為末

白滾水下 如飲酒者酒下 ＊服時須緩緩嚥下 如口渴吃麥冬湯 或煨以湯下

・治瘧 三日者亦可服

用半貝丸薑汁下

・治三日瘧方外治 全蠍 生附子尖 白礬 白胡椒各等分 貼第三背脊骨

又方 胡椒七粒 葱白七個 搗爛貼 不令人知 ・又方 蓽撥 樟腦 硫黃 胡椒各等分

、清痰膏 活鯽魚一只 重二斤三四兩 肚皮白色者佳 野莧菜連根三四兩 微老者佳 各數 次下鍋要油浸過菜才好

香菜油二斤十二兩 密陀僧四兩研細 麝香離火後下 不研細 桃柳桑槐棗各一枝 捆

內科

三十

先將脚鱼放在鍋内次將油倒下用桑柴燒滾後將莧菜小成把節次鋪上用前五樣樹枝攪勻鱼枯濾去渣再置玉滴水成珠後將密陀僧徐徐收入照前五樣枝条攪勻離火候冷連鍋浸水中一宿取出聽用貼法用薑擦患處每貼七日一換三貼諸病皆愈

治反胃 馬澤人家傳 用牛屎中蛆炙灰研服最效 又方白活滷

金盤托玉方 同上 治五勞七傷

牛屎堆上之狗屎連牛狗屎炙灰服

治牙痛 西瓜霜 杜梅片 薄荷末 石膏 四味研末

治牙痛 人指甲或蟬衣与棗肉吃之

又方 治虫牙痛 用興化桂圓十个，剝去一洞，放鹽入內，外用黃泥封固，入炭火煨，取出去泥，將桂圓研末，敷齒上即愈

擦搽速愈，此沈奉江先生自製之方也，屢驗

又方 醋滴耳內即止（頭牙諸痛） 又方 青鹽橄欖嚼，痛愈

治氣閉耳聾 麝香一分，棉花裹成条塞耳

治噎膈（有瘀者） 生新鼠，新瓦上焙乾，研末，用酒冲服，效。鼠性消癥結，通經脉，治血瘀賁門成噎膈，效

先生用之，許錫綸之父加重苓术半服之，即瀉痰濁多次，氣喘即平。此乙丑閏月事也

痰飲氣喘（咳嗽） 苓术（分四處）一兩 用甘遂（炒苓术用）二錢（水蓋） 大戟二錢（同前） 白芥子二錢（同前） 葶藶

將又炒苓术由沈香二錢（同前） 麵糊為丸，每服末五錢（此方馬傳）

內科

單腹脹 青葉（秘傳興化趙梅仙傳） 青葱廿四兩 原豬廿四兩 熬濃汁去渣

卅一

加輕粉三分 鉛粉一錢 用竹枝調入 以布照腹攤中留一孔 對臍露出臍眼 貼一周時即去之

·治吐血 秋石三分 貝母五分 沈奉江先生每血痰加參三七 先生每治吐血四方寒涼藥中用炮薑三分 奇驗

·治三陰瘧 用東丹三五文 黑棗煎湯調服、夜光丸亦效 見蔣寶素問齋醫案瘧門

·試癆虫法 亂香薰手背 用帛密覆手上 良久揭看 若手背毛長一寸 黃白色可治 紅者難治 青黑即死 薰至一二時無毛者非也

·虎睛丸 治癇 虎睛一對 製軍一錢 遠志半 犀角一兩

·癆瘵薰方 甘松六兩 玄參一斤 研末每日薰之 見漢集實驗談

治肝氣嘔逆
丸樗子研末服一二錢

黑山梔 兩 蜜丸每服二十一粒

嚴氏推氣丸 治肝氣右脇痛 左脇痛用抑青丸即左金

肉桂 枳殼 片薑黄 延胡索 炙艸

吳仙散 治肝氣痛 吳茱萸 茯苓

大衍丸 治肝胃氣痛 薛一瓢新方 久服有效

大香附 五十兩分作十分 生薑汁 鹽水 酒 醋 大生地 兩 煎湯

全當歸 三兩 煎湯 白芍 三兩 煎湯 川芎 二兩 煎湯 條芩 三兩 煎湯 益母艸 三兩 煎湯

前香附十分用此湯汁十味各浸一宿煮乾曬燥勿

內科

經火為末將紅棗煮爛去皮核搗為丸如梧桐子大每服四
十九丸合大衍之數

劉河間顯仁丸　治濕熱結滯之方分三焦並理之法除腸垢積
滯推陳致新　大黃二兩　黃芩一兩　牽牛四兩　滑石四兩　右藥
研末丸如綠豆大每服十丸開水送下

九莎丸　治肝鬱氣鬱血鬱癥瘕腹痛經阻肝木乘脾土等症
　見全上地鱉蟲　吳萸　炮薑炭　歸身　白芍　薑半
　夏　山查炭　茯苓　紅花　麝樟香十匙沖

・崇治一切痛方並治楊梅痛毒 桃仁錢 紅花錢 蘇木兩
木瓜兩 羌活錢 大活錢 防風八分 川斷兩 當歸錢
川芎錢 茯苓錢 靈仙兩 自然銅三錢 桂枝四分 虎骨三錢
杜仲三錢 生地三錢 枳殼錢 牛膝錢 丹皮兩 青皮錢
陳皮錢 茄皮錢 炙草外 廣木香斗 乳香錢 沒藥兩
烏藥錢
・治寒濕痛 三年老母鴨一只去毛淨肚雜腹中放老薑二三斤
墊滿用真老堆陳酒四斤煮爛食之 此方專治遍體骨節
內科

卅三

痠痛不能步履寸吐出已服過再只效 三九服尤佳

、戒煙方 用鹽半斤 淡菜四兩 煙膏四兩 並服照癮之大小服幾許

逐漸減少

、中西戒煙方

金雞納霜 川連

日服少許斷癮亦可

治吃生煙 入急救

、鍾山老人戒烟方 金毛脊三錢 廣鬱金二錢 旋覆花二錢 杜仲三錢

雲苓 三錢 龍骨二錢 懷牛膝二錢 粉甘草二錢 鶴虱三錢 使君子三錢

櫻粟殼三錢 甜杏仁二錢 川斷肉二錢 牡蠣三錢 土皮刃 生姜兩

食鹽一錢 右藥須包水二碗煎至一碗五日勻吃不斷再一帖第一日

吃二錢 第二日吃一錢半 第三日吃一錢 第四日吃八分 第五日五分

戒烟萬靈丹　中國醫學院創製

龍涎香一兩　雲茯神六兩　川貝母四兩　沉香一兩　廣橘紅三兩

人參一兩　淨鶴虱二兩　甘草六兩　於潛术二兩　豆蔻二兩

猴桂一兩　黄芪四兩　化積草搗汁　雷丸二兩　鵝郎草搗汁

麥冬二兩　西牛黄錢　建君子四兩　伽楠香一兩　鹿茸一兩

益智仁四兩　甘杞子四兩　杜仲四兩　半夏六兩　廣木香一兩

炒棗仁三兩　當歸三兩　硃砂為衣

加減林文忠公戒煙丸　潞黨參錢　白黨參錢　炙黄芪錢

內科　卅四

廣橘紅一錢 炮薑炭三錢 旋覆花二錢 肥玉竹三錢 枸杞子三錢
製夏二錢 雲茯苓三錢 厚杜仲（鹽水）三錢 大烏棗十个 炙甘草二錢
罌粟殼三錢 益智仁二錢 赤砂糖三兩 照方全料用煙灰四錢
二料三錢 三料二錢 四料一錢 五料不用煙灰 煎服亦可 水泡亦可

戒烟方 羊奶草根四錢 炒熟鹽四錢 花椒三文 生甘草三文
生薑三斤 煙灰四錢

治水腫 用鮮老鴨足跡草打爛敷兩手臂（腕內）正面（清冷淵消濼穴之間）三句鐘起大
水疱挑破即瘉 敷後極痛 用布紮之 一句鐘後痛不可
忍 此方先生轎夫根泉用之效過

、戒煙無煙方　大麥芒八兩，煎湯代水　大熟地四兩　嫩松脂八兩，去外衣，打

係初春所發嫩松枝頭未結松花之梗

先將麥芒濃煎去渣，入後二味濃煎去渣，熬膏，再以文火收乾，研末，入麝香七分。每日服三次，每次服三分，癮重五分，用白蘭地酒少許沖服（陳酒少許沖服）。此方徐漸吉醫士傳云：麥芒去腸胃油膜煙膏，大熟地滋煙灼之陰，松枝流走氣血，麝香和十二經絡之氣。其兄服過二十日，竟不思吃。

但余等未嘗試驗，錄之以備後用。

戒煙方　此即林文忠公之意，惟醫藥方全不相類

內科

卅五

生粉草八分　京川貝錢　杜仲錢　清水六斤熬至一半將藥用布去渣加入赤沙糖一斤成膏每日服三錢溫水沖下或三四次均可　初起三天每藥膏一兩加煙一錢第四五六天一兩藥加煙八分第七八九天一兩藥加煙六分第十十一十二天一兩藥加煙四分第十三十四十五天一兩藥加煙二分第十六十七十八天一兩藥加煙一分十八天後每兩藥加煙半分再服七日後不須加煙服完此膏至癮自斷並無難過及一切毛病真靈方也斷癮後切忌再吸服藥時忌食酸味如戒煙期內發生他病

每料藥內多加煙硝不可過多為則一失藥性三味千萬

勿加他藥加則不靈此方百發百中萬勿輕忽

一牙痛立止方 徐衡吉傳

獨活 木 防風 辛 鹹秋石 升 鮮生地二兩搗汁

同煎服服後牙齦發腫即止

一痰飲氣喘 即千金海藻橘皮丸

海藻 昆布 橘皮 桑白皮 吳萸 乾薑

白前 蘇子 茯苓 於术 桂心 人參 各等分 人參分量較重

如喘急痰多加石膏一兩 徐衡吉驗方

一肺熱足痿 紫菀二兩 天花粉二兩 服之神效

內科

廿六

已收選入試療要

驗病生死法

梅 印一枚 男女均可用 硃砂 五靈脂 雄黄各三錢

銀硃各 草麻仁各 巴豆各 麝香三分 加油胭脂合杵膏

捏成小餅貼印堂一炷香去之如貼處紅腫亮散去可生如

皮色不變已危 巴豆草麻油最易起泡不可久貼

又理瀹駢文載以上諸藥蜜丸貼眉心線蓋可治噤口痢

鼻腐散 治肝氣 張亮生先生傳

兩頭尖 蔥白頭 九者搗 煎服 分量酌用

膈氣方 慕樵壺得異人傳 五烏浜人與服驗

大黄一两 酒製九次 沈香末五钱 桃仁五钱 泡去皮尖研 硼砂三钱
共研細末 每服三分 五更時舌上舐津下

中風痰入經絡 馬培之徵君傳

草烏一斤 與綠豆先浸數日同煮 去皮烘乾研末 每服
五分 始服嘔吐痰水 又方 竹節白附子 鹽水炒 每日服二分

膈氣不治神方 用活烏鵲殺血 收貯碗內 以上好京參二钱 拗
針浸血內 將烏毛退去 肚雜並去嘴爪 夹納人參与血 烏腹
中縫好 用童便六碗 煮至八分一碗為度 露一宿 清晨溫熱徐徐

內科 卅七

服之過周時用雄雞腎六枚針棉包三枚童便壹碗清水一碗至大明礬三塊同煮以腎皮包裂為度去皮連汁食之少頃即可食粥飯　烏肉參每遇三日瘧用五分即愈此方更驗（此二方未經試過）

·腸紅便血（即）　柿餅炙灰綢服效

·勞嗽（治肺熱久嗽身如火燎肌瘦將成勞先生用此江夾鄒某效驗）　枇杷葉款冬紫菀杏仁桑皮木通等分大黃減半蜜丸櫻桃大食後夜卧各含化一丸不終劑而愈

·治癆症　用尸蛆（須背有紅絲者）　炙灰研末服〻後解下癆蟲而

治淋濁 陳蘆柴葉湯加大黄葉入一雞蛋

癥

孫荇生夫人目覩效驗但病過深者不治

治風火耳聾 青葉灰 冰片少許摻入即愈

治淋濁 西黄一分 濂珠二分 血珀三分 豬小便一条为丸服之

又方 黄柏豬脊筋合打为丸服之 又方 雞子内置土木鱉 煮食極靈

又方將軍蛋 以大黄入雞子内吃之 又方 白殘花根皮泡炒鹽湯亦濟止

又靈方 服一月漸愈 金銀花 甘草梢 蓮鬚 牡蠣 連翹

石決明 防風 滑石 通草 車前子 又方 服生軍濬

入外科

舒筋活絡丸 攻散 川烏 不牛 没藥 乳香 三錢 不分 地龍 三錢 不分 陳酒为丸桂圓大

内科

·治牙痛神效

用鼠頭牙炙研 但須用鐵器炙始可取下因不可用鐵器可以竹刀連頭割下炙灰研末加冰片無論風火牙痛均效

·又方 蔡三先生述

金鈴子（非藥鋪之金鈴子）內有紅子可食者用青鹽〻曬極乾研末搽之而愈

·牙痛

冰片 薄荷 石膏 樟冰 花椒 青鹽 研末搽

·止牙痛 棉蒼樹頭艸入旱烟中服

·又方 兒茶五分 琥珀一分 川貝母五分 紅褐一分燒灰存性 青黛五分 黃柏一分 月石一分 人中白一分 上官粉一分 麝香三分 川連五分 梅片一分 牛黃一分 魚腦石一分 真珠一分

·又法 針虎口

·又用蔥輕粉貼大指下凹處泡出即止（凹處即寸前曲池穴） 左痛貼右 右痛貼左

·透骨丹 治胸膺腹痛 用白胡椒末用膏藥貼之

·立止牙痛 無論風火蟲牙立可見效

用五月端午紅桑椹鹽滷浸透將桑子咬牙上即止

治不小便

用槐枝柳枝葱白桃枝煎湯薰即小便大下

治不大便　皂礬放馬桶内用熱滾水冲入坐上片時即瀉　此汪伯容治西门高仲萱用此得大瀉不止繼至暈脱得侄隆墨生服人参而止

治痔血　臟頭煎潛山石耳　此方前清汪子守我同寓中隐常服之

燥濕丸（用芝麻因過燥故）　茅术一兩　芝麻一兩同炒　黄柏一兩　为丸

噤口痢丸　外治法

雄黄　巴豆　硃砂　萆麻子　麝香　各等分擣为細末煉蜜为丸如芡實大收好不可泄氣放眉心以紙膏蓋之一炷香時腹内自响即思飲食去藥而愈此方余家世傳活人無算

内科

黃疸試驗法　嚼黃豆不腥氣者是黃疸

治結熱　用老絲瓜根中剪斷將枝插入瓶中半時許有水一碗燉熱服之清絡

化痰簡便法　雞子白一个加明礬服之

治單腹脹　連皮泥山藥與彩蛋帶泥多煨熟吃皮蛋一口即吃山藥一口三日即消、又方砂仁入挖空蘿蔔中煨服　・又四堡橘葉嫗云及黃塊用の磨五加皮香橘皮敗鼓皮木香砂仁陳粟殼炙灰服三日服多一次九日漸鬆

急痧　凡一切痧症以雞子白從太陽穴摩起凡背脊胸腔の肢開

節湧泉等要穴摩之自愈　此方裴景福

治蝦蟆瘟　番木鼈四个去淨毛浸尿缸中七日与棒香灰三同研末每服到即愈

痢疾噤口　服木棉花　廣東店有之

風浮　即遍體生色肉肉　亦風鼓　常服鹽醋即愈

治頭痛　用鮮山藥切片貼兩太陽穴即止　又肝風面頰麻木貼之亦止

治腳氣　麩皮浸酒服　鄒性服過效　用燒酒浸一月愈陳愈妙

治咳嗽　感受風熱之咳嗽　用桑枝熬油服　与熬竹瀝同法

治胃氣痛　用光粉白糖調羹匙即愈

内科　四千

治痰邪入絡遍身作痛　用角刺炙焦煎湯後將此湯用糯米煮粥一椀用白糖調入服之頗可口也

·痰飲　南瓜藤剪斷滴出汁用磁瓶收貯煎膏攤膏貼腎俞穴上

·痛風　蚯蚓打爛敷之　此沈先生親見　馬太夫子驗方也

·珍珠母丸　治肝火不寐等症

珍珠母三兩　龍骨三兩　人參一兩　棗仁五錢　熟地五錢　柏子仁一兩　沉香三錢　茯神三兩　當歸五錢　犀角五錢　蜜丸辰砂金箔為衣

又方竹瀝為丸　米飲三錢　分兩服

·鼻衄　小葉石榴花焙乾為末吹鼻即止

止血散　驗　男婦腳底肉出血

血竭三分　紅棉灰二分　地榆三錢　用馬藍頭搗汁調敷

·治痧氣 雄黃貼
洋樟貼均可

·小腸氣神效丹 肉桂末 真橘核三錢 荔枝核三錢 小茴香一錢
小青皮三錢 粉丹皮三錢 研末每服三錢溫酒下三五劑愈

·胃疼方驗 老鼠洞內邊泥極鬆發者炒熱醋淬更換熨之

治風寒取嚏散 目疾頭痛用 白芷 細辛 豬牙皁 羌活
川芎 青黛 鵝不食草

·治遺精 刺猬皮炙灰酒服

·舌上起白糜 用青果核磨塗效

·水渠秦氏施送脫力黃病方
綠皂礬十斤用鎮江醋十斤入鍋中文武火合煮以無烟為度用淨
末一百二十兩 陳廣皮三斤研用淨四十兩 南查炭一斤研
用淨末十兩 大麥去殼炒研末一斗 陳粳米陳透者尤佳炒
研淨一升 五味用烏棗十斤煮爛去核打為丸如桐子大
每日清晨溫陳酒下忌用別樣湯酒初服廿五粒每日加五粒

內科 四十一

至七十粒，心未滿十六歲至十粒，心服至覺喉中腥氣以致嘔去，去病之愈如初；服即嘔去者，係藥不對病。戒腥腥、雞鵝蛋、海鮮、生冷、麵麥食。輕廿一日愈，重一二月愈。服藥時豬肉可食，素者豆腐、青菜、韭菜、蘿蔔可服。

、專治痿黃脫力氣喘方 白糯米一斗煮熟，用酒藥拌好，入生鐵耕田舊犁頭三个，入於飯內，待得熟日飲。

、治陽黃，面色體膚皆黃，目白黃，小便黃，是濕熱薰蒸，不見效用老虎足跡草打爛，貼於臍下，外用小鍾合定紮緊，須一晝時起泡，挑穿放去黃水，至有方盡，目中黃色皆退矣。日服黃豆腐漿一大碗，清晨熱吃，一月愈矣。

、治疸效方 白术蒂數枚，陰乾炙脆，研細塞鼻，男左女右，鼻流黃水即愈。

化痰止咳 絲瓜燒存性，棗肉丸彈子大，每服一二丸。

便血 萊菔汁一盅，好酒半盅，空心和服。

安佩蘆 治[illegible]陽[illegible]脹 初伏日以生姜串線令女子貼身佩之 年久愈佳 神妙

霍亂轉筋外治 用鹽湯浸裹脚布束之 王孟英

血紅痢 薄荷葉煎服 先生以為温邪移熱於腸胃似痢非痢則可

休息痢 醋煎豆腐常服

脫肛 蟬衣燒黄為末搽之即收

截瘧 甜茶三錢 草果八分 常山三錢 檳榔三錢 生姜二片 紅棗三个 煎好露服 小兒減半 輕者一服即止

痞瘧 久瘧謂之痞 桃梟即癟桃乾 煎湯服

氣虛中滿 陳遠公辨症録 萊菔子 人參 同煎 休邑葉氏醫案治脾虛食滯萊菔子黨參並用

腹痛氣撑 用肉桂服 末 紫蘇末 小茴香三錢 胡葱 [illegible] 煎湯以毛巾蘸水揩腹痛處

内科

の十二

腎泄　骨碎補研末入豬腰子中煨熟空心服之

吐血　丹參　人參　阿膠炒　等分爲末烏梅湯過調服才

疝氣痛　荔枝核半（炙存性）香附各爲末每服二錢淡鹽湯下

霍亂預防　每人食一糖翠梅此物可抵禦霍亂病菌

乙丑七月初九日新吾錄

治噎膈反胃奇效　地龍焙乾　木香三錢　大黃一兩為末每服一錢以無根水調服忌鹽煿酒醋薑椒辛熱等物余曾照方治三人一效兩不效詢於醫家云此病年過五十再不速治雖倉扁亦無着手處也　録彭配堂簡要光陰

無效

治噎膈方　高麗參一兩為末雞子清和為丸每服百丸約半臘雪水煎芽茶下極效　同上

痞氣脹痛難忍　用千金霜不下玉樞丹一錢研末分三次服之痛即定此龔康甫先生效方也

痞氣　向日葵頭（須陳一年者）煎水盡服已效數人云

噎膈　結喉二三寸處時時用手指向上屢推然後服藥可食矣並可吐痰水　此鎮江盛衣匠親驗

內科

の十三

角髮酒　治尸厥

左角髮方一寸左之長髮　刺厥不已以竹管吹其兩耳　陶隱居云吹其左耳極三度復吹其右耳三度

再鬄其左角之髮燔治飲以美酒一杯不能飲者灌之而已　燔者炙炙為血餘也

邪客於四藏一府之絡乃為尸厥者以心腎為水火絡肺脾為天地絡胃為中土絡此五絡皆會於耳中上絡左角若陰陽相離不能交會則身脈動而形無知其狀如尸當刺五絡之井不已先以竹管吹耳以通五絡之會再刺其左角之髮燔為血餘入絡化瘀以通左角本艸經云血餘仍自還神化也飲以美酒使絡氣與衛氣相通庶陽和厥醒血氣形志篇云經絡不通病生於不仁治之以醪藥也余按今世神針雖可用　犀角羚羊角柏子仁石菖蒲桑葉女貞子生地皆歸蒸為華露服之內通四臟一府之絡以代針調入血餘以代燔內治之法其理亦通

愈風酒方　陳海蛇漂淨拭乾晾極燥十二兩　黑大豆　嫩桑枝　松針杵爛各四兩
陳酒七斤　封浸煮三炷香　錄王孟英隨息居飲食譜　下同

喇嘛酒方　治半身不遂風痺麻木　胡桃肉　龍眼肉各二兩　杞子
首烏　熟地各二兩　白朮　當歸　川芎　牛膝　杜仲　白芍　豨
薟　茯苓　丹皮各一兩　砂仁　烏藥各五錢　右十六味　絹袋盛
之入甕錫罐浸醇酒五斤隔水煎濃　候冷加滴花燒酒十五斤密封七日

固春酒　治風寒溼襲入經絡四肢痺痛不舒　俗呼風氣病　不論新
久屢治輒效　鮮嫩桑枝　大豆黃卷或用黑大豆亦可　生薏仁　樞木

酒

子即十大功勞紅子也異名枸木子亦可用無則用葉或用南天燭子亦可各四兩 金銀花 五加皮 木瓜
蠶砂四兩各貳 川黃柏 松子仁各四兩 右十味絹袋盛而縫之以好燒
酒十斤生白蜜四兩共裝罈內將口封固懸空水鍋內煮三炷
香取起放泥地上七日即可飲矣每日量飲一二杯病淺者一三
斤即愈

定風酒方 天冬 麥冬 生地 熟地 川芎 五加皮 牛膝 秦艽各
川桂枝三錢 右九味絹袋盛之以滴花燒酒二十斤 淨白蜜
赤砂糖 陳米醋各一斤攪勻浸入瓷罈 豆腐皮封口 壓以
巨甎 安水鍋內蒸三炷香罈須寬大則藥時得帶浸出也 取起埋土中七日 此內
府方也 功能補血熄風而健筋骨且製法甚奇凡患虛風
病者飲之輒愈 而藥味平和 衰年頻服極有裨益 並無流弊

八将丹　攻散一切外症治陽症合西黄平安散用

西黄三分　冰片三分　蟬衣焙七枚　大蜈蚣炙七条　穿山甲七片　全蝎七个

五倍子去殼衣三錢　麝香

西黄平安散　腫堅硬合八将用　散亦可止牙痛貼瘊

西黄二分　火硝三錢　硃砂三錢　月石三錢　雄黄三錢　麝香二分

冰片二分

九轉丹　祛腐之猛者

紅昇一兩　熟石膏一兩　或紅昇六錢　石膏四錢　上可看大毒重少用昇藥

外科應用方

一

祛解

紅昇二錢 加解毒丹一兩

解毒丹四兩 火毒重及頭面用此不可用昇藥

熟石膏一兩 青黛二分

祛腐丹 癰疽發背治之 生肌亦可分兩須酌減

黃昇一兩 熟石膏一兩

九一丹

熟石羔四兩 黃昇四錢

清陽散 可作線撚 頭面火毒用此代針 藥最清火亦去腐

硃砂 月石 冰片二分

涼血生肌

熟石膏一兩 滷丹一錢

三黃散 治濕火敷藥

大黃 黃柏 黃芩 菊花汁或絲瓜汁敷

如意散 半陰半陽症敷藥

白芷三兩 文蛤八兩 花粉四兩 甘草八兩 陳小粉一斤 血竭二兩

厚朴四兩 雞子清或醋隨症用

金黃散 半陰半陽

外科應用方

蛤粉散 治濕熱黃水瘡神效

蛤粉一兩 煅石膏一兩

輕粉半兩 黃柏半兩

一方加青黛少許水飛

治頭濕瘡燙火傷

麻油調搽

二

大黃八兩 薑黃八兩 花粉一斤 黃柏八兩 蒼术四兩 陳皮四兩 生南星四兩 白芷八兩 甘艸四兩 醋蜜調

·清寶丹 熱疮敷

大黃一斤 薑黃八兩 或冷茶 丝瓜 甘露 銀菊等汁調敷

·金箍散 陽疮敷藥

川黃柏一斤 芙蓉葉一斤 赤小豆 兒茶 雄黃 白芨各兩 白歛各 紫地丁一斤 花粉各

·陽鐵箍散 陰寒流注

細辛分 川艸烏各分 官桂分 白芥子分 川椒三分 樟香末一斤

·鐵箍散

陳小粉炒焦四兩 五倍子二兩 龜版一兩 醋敷

陳小粉十斤炒 生半夏兩
生南星兩

陰鐵箍散 治溼熱 大毒
樟香末半斤 大黄三斤
乳香兩 赤小豆三斤
没藥兩 黄芩兩
木鼈一斤 生南星兩
小茨菇兩 陳小粉十斤炒

文治陰疽敷藥

五倍子八錢 生南星 生半夏 川草烏 陳小粉焦炒 芙蓉葉兩

烏龍膏 陰疽敷藥或醋或薑陳酒隨症用名黑敷

文蛤二斤 陳小粉四斤 天南星八兩 白芨兩 牙皂四兩 毛菇四兩

玉龍膏 陰疽 5 沖和散 鶴膝酒調

草烏二兩 薑黄三兩 赤芍兩 白芷兩 南星兩 肉桂半 葱薑調敷

麝香散 陰疽貼散效極 較半安、將佳 治傷置膏上貼之

丁香 肉桂 乳没 附子 细辛 良薑 川草烏 麝香

外科應用方 三

、又方 多血竭 雄
精甲片 姜蠶各錢
全蠍酒洗一半 角刺
水片五分 白砒九分
蜈蚣三條去足 蟾酥蝸
牛酒化為丸 每雄
黄麝香

、蟾酥丸 貼陰疙 外以太乙膏蓋之
蟾酥二錢酒化 膽礬一錢 銅綠一錢 寒水石二錢 掃盆二錢 雄黄二錢 硃砂二錢
枯礬二錢 乳没各五分 麝香二分 蝸牛廿一条 米粉為条亦可加血竭一錢 蜈蚣一条

、冲和膏 發背敷陰陽不和疙
紫荆皮五兩 獨活三兩 赤芍三兩 白芷兩 石菖蒲一兩

、香附餅 色白胸腹疙亦可熨氣分
香附一斤 白芨兩 葱薑汁調

化腐硇砂散

番硇錢 枯礬錢 漳丹八分 乳沒各五分 係老丹本靈用元珠者

·元珠膏 去腐神效

巴豆三兩 去殼炒黑搗濃貯瓶聽用，用箸挑上

·化腐紫霞膏

金頂砒錢 巴豆仁錢 血竭錢 輕粉錢 洋冰錢 螺螄肉二兩 為末研勻，用時麻油調敷搽腐上，膏蓋

·白靈丹 生肌

·又方 煅龍骨二兩 熟虎五錢 蘆甘石二兩 金芦底錢

熟石膏二兩 掃盆五錢 冰片錢 濂珠錢

外科應用方

·金素丹 去腐蝕惡肉

銀花子 上白明礬

·赤靈丹 嶗芳執瘡未潰前神效

血竭 月石各錢

二味共為末，偽發背對口以此搽之，即能透膿

·赤八寶丹 去腐生肌

赤石脂二兩 熟虎錢 金芦底錢

、八仙散 生肌
枯礬一錢 赤石脂五錢
銅綠二錢 鉛粉三錢
陳石灰五錢 龍骨一兩
乳香二錢 去油 海螵蛸
研用

、生肌八寶丹 拔毒生肌
蘆甘石二錢 石膏八錢 赤石脂二錢 龍骨四錢 白占四錢 東丹二錢 冰片二分
輕粉一錢 、又方 象皮 白芨 珠砂 白占 白歛

、珍珠散 生肌 合驗
珠子一錢 青黛五厘 輕粉一錢

、海浮散 生肌皮 亦拔毒 合驗
滴乳香 沒藥 用鐵絲架烘炙研

、拔膿散

煆自然銅兩　白芷三錢　川黃柏五分　木香五分　白歛五分　原寸（即麝香）下　全研末

綠寶丹　生肌拔毒

銅綠四錢　漂淨青黛三錢　漂淨鉛粉二錢　杏仁十四粒　去油乳香二錢　去油白歛二錢　研末

赤金散　生肌拔毒　合驗

赤石脂三錢　兒茶錢　雄黃四錢　麝香三下　去油乳沒三錢　各半　大蜈蚣一條　去頭足炙乾

拔毒生肌丹

熟石膏三兩　紅升三錢　輕粉三錢　萆麻子去油三錢　黃丹三錢　乳香錢　琥珀錢

文將丹　方八

外科應用方

五

五倍子四錢　雄黄三錢　乳香三錢　角針三錢　全蠍三錢（漂）　蜈蚣二条　冰麝各一分

文八將金黄散　治一切外症

老蜈蚣七条（炙研）（の寸長）　全蠍十個（炙研）　穿山甲七片（烘）　蟬退廿個（漂淨晒研）　川五倍一兩（晒研）　雄黄五錢（研）　麝香一分　冰片三分　研細

八將擒王散　治疽亦可祛腐

川五倍一兩（炙去毛）　乳香三錢（去油）　没藥三錢（去油）　雄黄五錢　蟬退七個（炙）　蜈蚣七条（洗泥炙）（存性）　炙山甲七片　全蠍七個（漂去鹹味）　冰片七分　麝香一分　共研末

冰酥散

雄黃四分 輕粉一分 蟾酥八分 冰片少許

、龍虎如意丹 治癰疽溼痰流注附骨無名腫毒

硇砂三分 硃砂四分 麝香二分 雄精一分 冰片二分 蟾(蟾)酥四分 白降二分

五倍子四分 元參二分 炙乳沒各四分 雄黃四分 前胡三分 膽礬三分 掃

盆五分 寒水石三分 明礬三分 紫草五分 共研末

、退管生肌 較升藥輕 肉不合用此或用紙撚法

血竭 枯礬 輕粉 乳香炙各一分 研末用

、元珠膏 去腐

外科應用方

六

木鼈子肉十四个 驢甲片三錢 艸烏一錢 斑猫八十一个 柳枝四十九寸

麻油一斤 將麻油盆浸七日文火煎枯去渣入巴豆仁二兩道里傾於

鉢內杵打如泥聽用

一蟾酥散 治陰疽效

蟾酥一錢 乳香三錢 甲片三錢 蜈蚣二錢 沒藥三錢 蠍尾四錢 川艸烏各三錢 雄黃

三錢 藤黃三錢 麝香五分

一四聖散 貼發散外症

蜈蚣十條去頭足 麝香一分 雄黃三錢 冰片一分 研末聽用

·十寶丹　生肌
血珀五分　濂珠三分
乳没各五分　象皮五分
血竭五分　兒茶五分
龍骨一錢　辰砂五分
寸香一分

·魏香散　治無名腫毒陽症俱用　研末
阿魏二錢　血茇二錢　製乳没各五錢　麝香一錢　冰片一錢

·九寶丹　生肌
海螵蛸一錢　兒茶三分　血竭三分　炙乳没各五分　赤石脂五分　炙龜板
五分　炙鱉甲五分　月石五分五厘　共研末

·生肌八寶丹　合驗
蘆甘石二錢　乳香去油二錢　血竭二錢　龍骨二錢　冰片一錢　赤石脂五錢
没藥去油五錢　兒茶五錢　象皮二錢　硃砂五錢　研貯用

外科應用方

七

·又方有白芨末無兒茶人參冰片鳳凰衣赤石脂

·珍珠八寶丹 生肌

珍珠三錢 琥珀三錢 兒茶末 硃砂末 煅龍骨末 人參三錢 冰片三錢 炙乳沒末 象皮五錢 鳳凰衣五錢 煅赤石脂五錢

·黑龍丹 治努肉出翻花以降藥蝕去仍突經年不愈

大熟地兩 炒研 烏梅肉三錢 炒炭研末摻膏藥上貼之不過三四日努肉收進用生肌藥收口

·二仙散丹 較升藥力小燥濕生肌

二仙丹可升條上用

生明礬 銀硃

·消疔散

川黄柏五分　川連五分　湘大黄五分　燈心八分　雪梅片一分

西烊炭三　荸薺粉五　當門子一分

·又治疔散

磁石　銀硃五　壁釘五不見天陰乾研　冰片八分　·又方以好醋摩鹼皁莢搽之

·黄水瘡方

銅綠麻油調塗搽即愈　又方　紫艸生礬浸菜油

·照收廿五頁前抄　複鬎鬁頭　即瑩珠膏

外科應用方　八

白蠟三兩 豬油十兩 輕粉一兩 樟冰一兩 先將臘豬油溶化加入輕粉樟冰候冷加冰片一分攪勻攤貼先用甘草苦參湯洗淘米泔洗亦可

、烏骨雞丸 即取骨丸神效 即雌毛雞 穿拐毒久不斂口內結多骨

用烏骨雞一對足脛白砒塞空內兩頭用皮紙封好外用鹽泥包裹放炭火內煅紅以煙盡為度取出研末米飯為丸如綠豆大取一丸塞孔內骨即自出矣 全生集上推車散治多骨效過

、肛癰成漏堅硬不消內服方

合桃殼三个 硃砂一分 明雄一分 全蠍九个 三味同研分作三服納三

个殼切碎放合定外用粗麻紮緊以泥塗之晒乾煅紅去淨燗

泥麻線研末加麝香一分和勻分九次服陳酒下

·萬應散 治一切頑毒惡瘡瘰癧實而陰者宜用作錠摩塗亦可

炮山甲二錢 蜈蚣三條 白芷二錢 大貝母二錢 三稜二錢 莪朮二錢 生茅术二錢 製半夏二錢 蚤休二錢 丁香五分 肉桂五分 蟾酥二錢 明雄二錢 冰片

麝香二分五 共研末上膏藥貼之亦可作錠

·流注膏藥方 發散金丹宜用火針疔不可大針頭面亦不可用

麝香三厘 阿魏三分 月黃五分 冰片二厘 沒藥三錢炙 雄黃三分 蜈蚣二條

外科應用方

殭蚕五分　硃砂三分　蟾酥三分　廣黄三分　黄柏三分　全蠍三个　研末膏藥貼之

、發背對口夾紙膏

炙乳没　兒茶　血竭　銅绿　銀硃　黄丹　鉛粉各兩　研末和匀

用油紙（洞夾）攤貼　用白紙一張軟攤刺孔藥在上面抹好

、神燈照　長七寸　用陰疤散

雄黄　硃砂　血竭　没藥各分　麝原寸

、青龍丸　即通絡丸　治一切外疤攻散

番木鼈（去毛炒扁）兩　炙甲片半兩　薑蠶兩半　研末　米飯糊爲丸如桐

子大每服五分　頭面　羌活　川芎五分（以下分兩均此）　肩　角針　兩臂　桂枝　胸腹　枳殼

兩脇　柴胡　腰脊　杜仲　足　牛膝　木香　咽頭　甘草　桔梗　跌仆筋攣　當歸　紅花

・癘風散

土槿皮五錢　馬齒莧五錢　白附子四錢　白芷四錢　皂角三錢　雄黃五錢

川草烏各三錢　炙甲片三錢　木鱉四錢　苦參七錢

・黑袪風　石灰灣史老先生傳

凡一切風溼瘡疥爛皮風鬎鬁鬎鬁溼毒一切皆可而統治

炒黑苦參一斤（須炒黑，不黑不效）　五棓子一兩　生熟礬二兩　蛇床子二兩　川黃

外科應用方

十

柏一斤 烟膏一斤 生軍二兩 花椒二兩 石硫黄二兩 水銀一兩 楓子肉二兩 洋樟一兩 筒輕粉一兩 元明粉二兩 尿石膏二兩 光木鼈二兩去殼淨炒 腰黄一兩即蘇夫 石硫黄研粉入水銀研黑另研 黄柏研細拌樟腦

凡原方二兩之藥改一兩 頸上用蓖麻油調 身上用生豬油調

臂上用熟猪油調

·冰螄散 點耳菌鼻痔

大田螺肉五个線穿晒乾 白砒一錢二分 麵包熨熟 真番硇砂二分 冰片一分

·銅綠膏 即紫靈膏 治濕火提毒神效 真銅綠出蕪湖 須陳的五年者方用

已見清膿升藥再不能用恐成僵肉祇用緑膏即能收口

松香一斤 麻油另 將松香葱煮去油入鍋溶化與麻油並膩將銅絲三兩篩入攪勻攤貼 亦可治惡瘡等症陽症不可用如膿水清不用藥用此膏亦可收口

加味太乙膏 貼外症一切無名癰疽等症

太乙膏中槐柳枝 元丹靚芍血餘宜 大黄木鼈芷輕粉 乳没當歸地桂奇 此方見外科正宗腫瘍门

洞天鮮艸膏 專治陽毒熱癤

壯年頭髮一斤 牛蒡子 甘菊 蒼耳子 忍冬藤 馬鞭

艸仙人對坐艸以上各一斤 白芷 甘艸 五靈脂 當歸各半斤

·陽和膏 貼陰毒外症紅腫勿可貼

鮮牛蒡子根葉梗三斤 活白鳳仙根二兩 川附 桂枝 大黃 當歸 肉桂 官桂 川艸烏 地龍 殭蠶 赤芍 白芷 白歛 白芨各一兩 川芎二兩 續斷 防風 荊芥 五靈脂 木香 香櫞 陳皮各一兩 炙乳沒各一兩 麝香一兩

以上熬膏之法須查外科正宗卷二第八頁瘍科門便知

·黑膏藥

黃丹一斤 桐油二斤 麻油二斤 頭髮兩半 又方 菜油四兩煎膩

離火候冷加淘丹一兩 手攪不已 和勻加鉛粉二兩 按用桐油煎易 麻油最好

·白膏藥

松香八兩 鉛粉一兩 麻油一兩

·百部膏 治濕毒

百部 鶴蝨 黃柏 當歸 白蘚皮 萆麻子各一兩 麻油半斤

煎去渣入黃占一兩

·生地膏 治霉瘡潰大

外科應用方

生地半斤 菜油一斤 黃占八兩 上藥煎枯去渣入黃占

•三黃膏 用廣柏

大黃二兩 黃芩八兩 川連二兩 菜油八兩 煎去渣 入黃占四兩

、玉紅膏 生肌

當歸身二兩 紫草二兩 白芷五錢 血竭四錢 白占四兩

、綠棗丹 治牙疳腐肉 或用雄黃一味亦可

用銅綠入黑棗肉煅研去腐，較降香和平，能平高肉

、清涼散 爛足等搽之

石膏 青黛各等分 加輕粉 冰片 末

碧玉丹 生肌拔毒

石膏分 輕粉分 梅片下

青龍丹 爛足敷

石膏分 東丹末 用麻油調敷

咬頭法

巴豆十粒去衣殼 銀硃三分 或加雄黄 外青黛敷 白丁香亦可

又法 蝶蚣口刺尾酥研末 用冰片 蟾酥少許 不知痛

外科應用方

十三

又法 用降丹少许 治漏管亦可

·开刀定痛丸

澱臺参一钱 高丽参三钱 西洋参一钱 北沙参一钱 丹参一钱 炙乳没一钱各

血竭一钱 每两加鸦片烟一钱 每服十粒 约二分余服二筒旱烟工夫

即开刀

熏虎丹 發散去腐 貼

原寸一钱 梅片一钱 公丁香一钱 母丁香一钱 殭蠶七条 磁石一两 蜈蚣七条

蜘蛛七个 全蠍七个 山甲七片 或加西黄珠子各一分 亦可貼 散神效

・下疳好方 驗
白螺螄殼 火煆存性 製甘石 三錢 輕粉 三分 冰片 一錢
兒茶 五分 研末
・本方 血竭 三錢 青黛 二錢
鳳凰衣 五分 烴州灰 五分
橄欖灰 二錢 象牙屑 五分
如毒重加川連大黃末 五分
用如毒化盡加鳳凰衣
血竭 青黛

・治毒服方
槐米 二兩 水泛丸
每服 二錢

、治毒瀉法
最好大黃銀花
子 不可少

・治下疳掺藥
紅大泥炭 煆 冰片 二厘 牛黃 一分 勝金散 方
又方 銀青散 治毒 收功用海碘 係西藥 塗碎處數日即愈 靈如神
寒水石 二錢 橄欖 二錢 炙灰 白螺螄殼 刃 研細末以雞子油調敷
又秘方 此方不宜用 雖靈害人 方仁心也
輕粉 十文 黃昇 の千 二文 琥珀 一兩 大黃 卅文 銀花子 山查炭 約二十文
飯丸作三百粒日服十粒如服升藥痛用蜜調銀花子服
又掺藥 與秘方合用 人中白 冰片 青黛炭 紅升 少許
外科應用方

十の

下疳瀉藥
白桃花瓣三錢 与糯米為丸服 彼瀉不止 狀之糕炙灰調服

治下疳　江氏一炷香方

鉛粉三錢　銀硃五分　真線香錢　杉木炭錢　將藥研細，用白竹紙一張，將藥分作三條，捲緊點著，聞鼻一寸光景即信，每日聞三次，口中含綠豆湯一口，毒泄口中為度，儻有痰涎吐去，即含口渴飲綠豆湯。

搽藥

冰片一分　嫩黃三仙丹[illegible]　或加青果灰，用雞子黃熬油調敷，或和菜油亦可。

又方　龍衣三條　炙灰　雄黃[illegible]　黃三仙丹[illegible]　大二片

等分 調法同上 如服過輕粉 加雄黃少許

·薑芷散 治風熱疾〔癧〕 薑蠶 白芷 研末 散風提膿 常用之品

·二消散 燥拔毒 代升藥 雄黃 枯礬

石黃散 治爛皮風 治爛足亦可

生石膏分 黃柏另 研末

·紅銅片 治膿科臁瘡

硫黃另 明礬三錢 紅信廿分 土硃錢 共研末入錫罐化傾入做成

錠 每用時蘸香油在毛底鉢上磨下塗瘡

外科應用方

十五

·夾綫爛腳瘡膏　貼三張即愈

指爪五个先炙下　東丹三錢　銅綠三錢　婦人髮三錢先熬下　黃蠟二三錢

離火下用　麻油兩　煎熬去渣離火攪入人乳一大杯用油紙刺孔

貼之好生肌重用蠟去腐重用銅綠東丹先去腐後用此

·四妙散

麝香　蟾酥　硃砂　雄黃

·白玉夾綫膏　治臁瘡

麻油兩　松香半　黃白占各三錢　將油熬好入松香黃白占化

開傾出耳入雞子清一个鉛粉及打好隨症用

·梅花點舌丹　攻散　吃　初起約料輕重

蟾酥一錢　熊膽一錢　西黃三分　麝香三分　雄黃三錢　血竭三錢　月石一錢

葶藶子三錢　沈香一錢　乳沒各三錢去油　冰片三分　硃砂三錢

共研末將蟾酥熊膽浸化為丸辰砂為衣

·小金丹　攻散　吃　白膠香　艸烏　地龍竹刀刮去泥　番木鱉去內

小扁 炙桔　五靈脂各一兩半　乳沒七錢半　歸身七錢半　麝香三錢　墨炭一錢二分黑墨

共為末糯米飯為丸照方共約二百五十丸臨用一丸酒下　治一切流注濕痰瘰癧乳岩

外科應用方

十六

・推車散　土蔑骨糟風炙骨吹骨自推出

推車蟲不炙須擇推出者乾姜丹共爲極細末吹入孔內

・煎膏藥法　此法未曾煎過但聞人云以備一格

用麻油五斤煎至滴水成珠將桃丹艾（夏用多冬用艾）炒透稱艾將錫離火用柳枝攪篩入桃丹油即發出一面攪一面篩篩畢以手指撮硫黃少許彈入試驗立即起烟用膏滴入冷水看老嫩已好將錫內膏倒入水內頻換冷用手拉碎做團入浸水中等久走油用油煎賦入膏再煎

・煎膏藥

蔴油斤　桐油二斤

頭髮　東丹夏天八成半冬天四成

、金龍丸 治一切外科服一粒

番木鱉炙 製鱉末 炙甲片末為丸每粒重五分

、定痛丸 開刀時先一時服之

棗（里）肉加洋烟為丸 如本有癮者多服無者少服

、白提藥 此方藥無考 據云出於漢口 沈先生藏有兩許 以少許點銅 銅上擦即變黑

消膿管膿塊早用不宜早用肉反殭和拼藥用亦可稍可用一厘 陳者佳

、先天 治一切陰疽流注等症 石灰灣史氏應用方

川草烏各 生半夏各 白芥子各 廣木香各 生南星各 白芷各

外科應用方 十七

山柰一錢 乾姜一錢 光木鱉一錢 肉桂 每藥加冰麝硇砂

・後天消腫散 治一切陽症 同上應用方法同

生大黄十八兩 川黄柏十八兩 紅花八錢 姜黄八錢 川烏一錢 五棓子一錢

寒水石十八兩 黄芩十八兩 青黛九錢

・熊玉丹 治陽分拔毒 疔通用 發背祛腐 一直到收功

製乳香 沒藥各一錢 明雄黄一錢 靈磁石一錢 煅石膏一錢 上血竭一錢

硃砂一錢 輕粉一錢

・陰吉祥丹 治半陰半陽收功

赤石脂一錢 製沒藥 乳香各一錢 血竭三錢 黄升三錢

・消風散 治一切風痺 治半陰半陽

生南星一錢 製乳 沒各一錢 生川艸烏各一錢 白芷一錢 生軍一錢 白芥子三錢

尿石膏二錢 山柰二錢 紅花錢 姜黄五分 血竭二錢

·松桂散 治風溼陰疽 寒溼亦可 鶴膝寒溼流筋

肉桂 獨活 細辛 硃砂 連翹心 川松即甘松 雄黄各二錢

·五香散 用陰症

山柰 白芷 苍 獨活 木香 公丁香 各等分

·護膜散 外疮生胸脇恐透膜用之 別有琥珀蠟礬丸服七粒

白蠟 白芨 各等分 同研末 輕劑一錢 中劑二錢 大劑三錢 黄酒米湯下亦可

·移山過海法 外疮生致命處塗過他處

雄黄 小麥麩 新鮮蚯蚓糞 用醋調 漸漸過入他處即不致命

·拔毒簡便神方 外疮潰後去腐拔毒

大貝母錢 研細末摻之 稍加雄精末少許亦可

外科應用方

十八

一治對口疽潰用珍珠米剝去來一段者亂上炙灰用菜油調敷

一治對口疽發背已潰神方　上海毛玉書先生傳於壽州孫公館黃席生

以蜂子（房帶子者亦可）煅灰用九成加黃升藥一成麻油調敷患處待將收口則用一成蜂房灰九成黑虎丹即愈可以無他患　又可炙灰研末內服之

一治天泡瘡　用不灼生龍膽草研極細末取柿漆調加冰片少許將筆圈天泡の邊漸漸收小而愈無疤痕

一對口疽發背已潰外圍藥　藤黃同生芋頭合打汁用筆圍潰外面一轉漸漸收小神效之極

外科

一

治附骨流痰秘方 川芎二錢 螻蛄二个 斑貓二个 全蠍二个 胡桃肉二个 五味用泥包煨 去泥研細末分叁次陳酒沖服 服後雖過片時

又洗方 銀花五錢 甘菊三錢 黃柏三錢 生甘艸三錢 苦參五錢 與上並用

治膝蓋及鶴膝 用鮮老虎足跡艸敷兩膝眼 再以蛤蜊殼合上 以防累及他處起泡 挑破 此艸愈老愈毒 十日後愈

治肺癰 此方教企窩太師母患肺癰數月幾不可治 服此而愈 採桑樹田內野紅花 獨梗葉邊有刺 用根打汁陳酒沖

驗肺腸癰 肺腸癰皆吐臭痰 棉花捲竹葉燈上蘸油燒之 令病人看兩傍个火

頭上肺癰一个火頭上

腸癰

許沖服半月每日服一小湯鐘　文方浮萍草打汁一碗服

肺癰

鮮薏仁汁一杯溫服

文方　二三十年陳酒釀服之亦可　文方　蟛蚌水瀝出呢下（溫服一杯）

文方　絲瓜藤流出水溫服　見內科倒熱条

文方　二三十年陳芥菜滷与豆腐冰糖燉服　文　紅喇叭花根打汁服之

文方　（一本作麻）菜油浸白眼果須數年陳者服之頗效（一本作浸二年者吃五六粒　三年者服二三粒）

治牙痛

蛔蟲炙灰　黑螞蝗炙灰加冰片搽之

治走馬牙疳　青花田雞一只　黑螞蝗一二条　杜梅片　炙存性

同炙研末搽之即愈

治各種漏卮　此方粃務以邗梁維新傳

烏豆三升（烏豆圓黑　北方三升　南方升加倍用）

做豆腐用漿煮煙根（即旱煙葉梗出泰興）一斤左右至如糊時取出

外科

二

煙根再熬如膏為止　患此症者先服發物後敷此膏於患處但敷上頭痛耐之　無鱗魚牛肉冬笋等發物是旦

治對口疽腐肉　三角峯藤本生于牆上煎湯放炭爐上用燈籠殼罩之取其熱氣聚于一處　將壞處放燈籠殼上口薰之　脂水滴下極多用大蜂房帶子炙灰加冰片摻之　腐自脫　三月收功　此方治愈病疽者親口言之　三角峯前無錫學宮牆上有　今艸藥攤有售

火傷方　用真桐油敷大黃末摻上　火毒攻心服童便　此方馬墳之太夫子家傳治愈多人　又方　大黃末雞子清敷

水大黃泡合退　地榆　生軍生研　如爛乾摻不爛用香油敷

治湯火傷　白蚯蚓放白糖

上遊到糖溼塗之即愈

·又方　蘇州憲兵侍　用泡殘大茶葉任其（置瓦罐中）霉爛經過冬夏將爛茶葉水搽上比菜油浸肉紅小鼠油更佳

·治流注　白芨一兩　茯苓皮五錢　澤蘭三錢　酒煎服如有膿無效

·又方　澤蘭一兩　白芨三錢　茯苓三錢

·治疥瘡　大楓子油二瓶分兩次　乾眼藥二瓶分二次　黄升藥不十文多用痛

青鹽生礬　用大楓子油煎搽之三日而愈　內服清除敗毒癘散如貧者服花生衣極解毒　此方蘇州包治者家傳於劉鶴生明府夫人

·又方　大楓子水泡去殼　明礬五錢　紅花椒三錢　陳臘油五錢　研用綢包擦

·二神散　疥瘡

石硫黄五錢　苦參五錢

二味研極細末豬板油搗搽患處即愈

·疥瘡秘製

蛇床子　大楓子　硫黄

枯礬　苦參　石黄

花椒　昇藥底

豬油同打爛搽

治瘡癬 口傳

大楓子十文 皁莢一段 雄黃十文 明礬三文 花椒五文 用板豬油搓藥外用 艸紙菜油蘸燒油滴下搽之

治瘰癧通體 風乾生芋艿切片研末服半年

生首烏六兩 蘇州沐泰山有 芋艿丸

瘰癧效方 用一二兩重小鯽魚一尾 去肚雜中入陳皂莢子七粒(瓦上炙)枯存性研細末 和沙糖陳酒調服 消堅腫痛立散矣此方驗過 鯽魚宜小不服至十餘條可以收斂

又方 鮮鹿梨根 用杵敲去梗留皮與豬油同打搽之自效

或用花椒生礬打和搽之 即綱目之鹿梨用根皮

又方 塊硫黃兩 水銀一兩 溶化蓖油塗之

消瘰膏 瘰癧初起結核 用生南星一个挖空內放大蜈蚣一条 外用麵裹炭火煉去麵研末和普通攤貼

治瘰癧已潰外皮延爛內核不消久不收口方 大雄黑背鯽魚 割去腸雜以羯羊糞(羊之閹割者)塞滿魚腹泥封火煅存性加冰片麝香少許研細糁之即可收斂

宜大刀用銅竹去尤佳去肚雜而不洗外不去鱗甲

複

治瘰癧方 西門大孫巷孫友良之兄家秘方藉此取利未寓診病

症 如傳出

熟地三錢 生地三錢 川芎三錢 肉桂一錢 黨參一錢 黃芪一錢

桂圓十个 生姜三片 紅棗十个 穿山甲 五毒頭艸 性毒

羊不食艸如無鮮乾者亦可此主藥也 據云已潰甚效未潰稍

遲

治肺癰 馬培之夫子傳方 用石葦 白頭翁 枳殼 訶子 茅根一錢

火耳朵艸七片 凡肺癰不外養陰清肺服此藥後必吐膿臭

患此病者右手不能高舉猶患大腸癰者右足縮者

疾 小腸癰者左足縮之類

見上

戌亥散 治走馬牙疳 用狗糞中粘骨燒研敷 加冰片 又治風溼 最效

又 黃牛糞 炙灰 加少許冰片可 經霜者更佳 並治牙生肉箄 驗

の

外科

桑松散 同上 治一切風濕爛瘡神效 用陳松花 冬桑葉 研末滲之

治乳巖 馬澤人傳 用陳芭蕉扇柄炙灰研湯服最效 服七个未膿者效

又方 望江南子研末每服錢或半服後雞過食白肉湯 產孝 雄豬

此方馬墳之徵君用之初起未破者效驗 如乳痛蛤蚧研末摻之即止

治爛脚 用人指甲炙灰研末加冰片少許摻之

治爛脚瘡 此方沈奉江先生在麵館上竊聽錄之據云神效

用乾麵粉白糖紅桐油調塗

治肺癰 常服蕺菜 肺癆亦可常服

脱骨疽 甘草嚼爛塗之

治風濕之類 即爛脚 用柏樹上籐 即柏龍須在山中不聞船櫓聲 者愈粗愈妙與川楝子打爛敷之

·凍瘡潰爛 馬勃貼上即愈
·又方羊骨水搽 預防
·又芝麻花燒灰浸 夏月搽患處
·又方用麻油搽 後塗樟腦
·治凍瘡不發 夏月三伏中用百藥 晒熱一日日搽之

·治凍瘡 ·酒蒸鹿角膠搽患處 ·又方皂角入脚爐薰
·又方 櫻桃燒灰搽 永遠忌食 ·又辣椒燒灰搽 ·又六月以西瓜皮搽患處至熱 冬不患凍瘡
·又方 經霜柿餅蒂炙灰 治凍瘡潰處 治凍瘡痛癢不堪用
白蘆菔蓋水洗之 ·又鴨野雞血治凍瘡 ·又棉花炙灰塗之

·吹耳散 蛤粉 水飛 各半 陳皮 各半 冰片 各下 枯礬 三分 燈草灰 各下
耳內膿搽淨吹入

·治凍瘡。用辣椒皮放手鑪中薰烟凍處以縮手腫
·又方 青蓑穀放脚鑪中薰之
·又方未潰時用絲瓜葉搽之
又方用頭一朝霜搽

外科

五

（複去之）治痔　癩團艸煎水薰洗

治瘰癧風痰　用胡桃炙灰赤沙糖調服　服之頗驗（此方先生之孫念飴）

（此方又見十三頁上格合抄）又方　用胡桃劈開去肉填入淨蟬衣對合外用黃泥塗之炙灰赤沙糖調服　據云最效（此方見之於黃樂亭名醫未刻醫案）

治爛脚瘡　用豆渣桐油調敷　豆渣愈陳愈佳

治漏管　用貓頭炙灰冰片同研膏藥貼之收口爲度（此方毗陵人傳）

又方（与後十七葉合）　用不落水蛔蟲炙灰研末同冰片貼之（此方大市橋張永春老主人在聽松園爲先生述之）伊彼患漏用此而愈

治管方　人言　蜒蚰　桂心

消痔散　治潰膿成管　方載驗森輕彩森

治瘰癧　用新生肉小鼠豆腐衣包吞服即愈　此方張伯

倩先生目覩驗過

、治疥瘡及溼毒 硫黃三の錢 高陳醋煮數沸 研細白水下數分

重者不過三劑

、鬎鬁鬎鬁頭 驗
用鴉片土皮研末沖
糖拌搽即愈

、治癩瘡梨頭禿瘡 生蚯 白糖同打爛敷上 奇痒三日即愈 又方 皂莢放屎缸內七日晒乾燒灰存性麻油調敷 殺豬水洗

、治肺癰吐臭痰如膿者 魚腥草 燉雞蛋淡食之 又方打汁服之

、治疥瘡麻黃膏 雄豬油八兩 斑貓七个 麻黃一兩 川椒一兩 蛇床子一兩 萆麻子四十粒去殼研爛 大楓子四十粒去殼研爛 明礬一兩 川柏一兩

先將豬油化開下斑貓煎數沸隨去斑貓再下麻黃煎枯濾

外科

六

去渣將大楓子草麻肉明礬川柏等藥和勻搽之

此方馬培之徵君文孫際周傳又見之於王松堂秘方輯要

、瀉毒九龍丸 治花柳毒白濁血淋騎馬橫痃初起未成膿症 巴霜 炙乳 沒 兒茶 木香 各分 蜜丸如黃豆 一方有血竭分無兒茶巴霜加二分 蜜丸每服分米湯下

大一日服九粒分三次服不可多服服後一句鐘即大瀉 此丸極猛不可多用

、麻瘋歷驗方 傅德海述 見廈門醫報

白茄枝分 真蘄蛇分 飛硃砂分 猪小肚一個

先將白茄枝煎湯去渣次將硃砂摩於小肚上蓋上蛇頂

煎三支香取起將肚食之并飲其湯此方亦可常服致驗

次日服西藥治白濁神效柯貝白蠟丸一日服三次每次服二粒半月愈 即檀香油

・治大痲風用巴豆五六粒搽要腫起泡發燒三日結瘢

・痲瘋 丁雲軒梅傳 未曾驗過
用好高粱一斤浸大蝦蟆一只三天以服高粱隨量飲之

如神金皮可服白鼻貓二只最好白鼻貓又名菓子貓居山壤專食菓子者生見厦門醫報第三卷廿七期廣告中

翻花痔 用經霜冬瓜皮同朴硝煎洗立愈如無冬瓜白蘿蔔亦效 馬際周先生傳 又方用黄鱔身上之涎調木瓜末敷

治楊梅瘡誤服輕粉將毒氣收入筋骨遍體疼痛欲死又名梅風退作痛風 用雄雞一只乾拔去毛破腹去腸屎將活大蛤蟆一只納雞腹內用線紮好用陳酒十斤將雞浸入酒內隔湯煮候雞肉盡化每日飲酒數杯不須十日而內蘊之毒盡外發筋骨疼止而皮膚上或有潰爛處另用清

外科 七

熱涼血生肌之品研末摻上收功此方之治驗多人能救人於九死一生也　馬隆周先生傳

治花柳毒瘡方　龍齒　密陀僧　血竭　明雄黃　螵蛸各半　爐甘石三錢　皮粉三錢　枯礬五　松香五　冰片五分　麝香五釐　掃粉二釐　共研細末麻油調敷　此方孫子偵黃家珍傳出

祛風換肌丸　此方治愈多人　治風濕發為遍體紅斑搔之熱者

馬齒莧一斤　浮萍草一斤　熟軍兩　防風兩　蔓荊子兩　黃芩兩　連翹兩　荊芥兩　苦參斤　白蒺藜一斤　大胡麻一斤

黄柏錢 川牛膝錢 白蘚皮錢 丹皮錢 白芷三錢

為丸 水泛為丸 每服三錢 開水下

、張石頑癘風神效方 皁角刺三錢 大黄五錢 生熟黑丑三錢 棗兒根三錢 神麴為丸 每日服三五十粒 竹瀝過下 如口渴用大黄羚羊角等煎服 服後遍體作脹 小溲色赤 癒後或生外瘍 輕者爛足

、治疔方 家傳經驗 諸疔疱初起用之 草麻子仁五錢 秋石二錢 東丹三錢 蟾酥五分 打泥研末 調粘 遇疵用之

、又方 壁丁 蟾酥一分 冰片一分 射香一分 研末用之 、又方用冰片貼用膏藥

外科

八

又方 蒼耳散 蒼耳草內蟲用麻油浸用敷疔頭上膏藥貼之

吹耳散 飛細磁石末 龍衣炭石 枯礬石 胭脂粉末 五倍子石

蜂房炙炭 干海螵蛸末 冰片三分 孟河馬侍

治蟮蟥頭 同上 月石貫滿竹節內燒之 青鹽少許同研 內許上膏藥貼之自愈

又方 青鹽或食鹽與油、乾麵調敷上效退

四爪風 同上 用陳杉木燒灰和大楓子油打爛搽之即愈

禿瘡及赤游丹 同上 烟膏 松香去油 研末香油調搽之

乳巖 同上 此方治乳癰頗效 青皮末十六兩 黃魚肋脊十條 合研

或湯下或水飲下

複乳巖 陳芭蕉扇柄炙灰研湯服最效
服七个未膿者效

拔管方 效 或用蝕頭 掛六可
降藥半 守宮尾二条炙
斑貓不去炙 硃砂三分
升藥半 陳石灰三下
麵糊成条

、氣痛 同上 每晨將手摩轉男以女手女以男手久之自愈

、拔管方 同上 蟾酥末半 乳香末一分 日上患處兩次至管五六次自脫 此方馬先生並未載明用法 奉江先生以方做成藥條插之

、鶴膝方 同上 用膝蓋末人乳調敷

、治痔漏 同上 臭蟲活者一枚納入管內再以一个置膏藥上貼之

、背疽方 蘇沈內翰良方 此發背者自内而出外者也熱毒中膈氣血凝濇甚背上忽變先三日五隱隱妨悶積漸成腫始出皮膚結聚成膿也 白麥飯石 顏色黄白類麥飯者尤佳炭火燒出醋中浸十遍止 白斂末 石5

外科 九

等分
鹿角二三寸截之不用自脫者元帶腦骨者即非自脫炭火燒烟盡爲度杵爲末依前二味
右並搗細末取多年米醋於銚中煎令魚眼沸即下前
件藥末調如稀餳以篦子塗傅腫上只當瘡頭留一指面
地勿令合以出熱氣如未膿當内消若已作頭當撮小兼日久
瘡甚肌肉損爛筋骨出露即布上塗藥貼之瘡上乾即再換但
以膏中不穴無不瘥瘡切忌手觸宜慎之劉夢得傳信方亦出
不如此之備　又北齊李楊遵彥患發背腫馬嗣明以煉石塗之便
差其方取粗黄石如鵞卵大猛火令赤内釅醋中因
有屑落醋中頻燒石盡取屑暴搗和醋塗於醋腫上与自參
方相類也　此方亦見蘇沈良方中

·紅千搥膏 治癰背疽 拔毒如神

蓖麻子肉 貝 先下 樟腦 五錢 二下

乳香五錢 白松香五錢 四下

銀硃二錢 三下

共放石臼搥三千餘下即成膏矣

·活血千搥紅膏 治痰核並疮之紅腫疼痛去初起消散已潰去腐生新極效

桃仁二兩 去皮尖（蔥湯煮過再柴灰煮九次更佳） 松香不拘 樟腦不拘 硃砂等 先將桃仁打碎入松香再擣後入硃砂樟腦合打二千杵成膏隔水燉烊攤貼

·治乳癰方 白馬脚殼炙灰服之 又可治腹痛

·治瘰癧 去頭足皮老鼠煮服肉

·治瘰癧 壁釘蜒蚰同打爛敷之將白鶴花葉蓋

·治赤遊丹 用蜒蚰數十條 入水洗用草紙揩乾 放身上遊到處即愈 驗 此方裴邑尊少君傳自江北人

·又方 用坑底內磚磨擦之

·治鬚髮剃 用銅綠枯礬青果麻油調敷或用真銅綠一味擦拍之

治鬚髮剃頭 雞腰子一對剝去皮 冰片二分 枯礬三分 荸薺 同打用香油調敷

·又方用番打馬 紫草煎油搽之

外科

十

止血
止血艸敷之出罕嶂山
名獨葉金鎗艸

、治湯火傷 用不落水豬毛連皮上刮下之泥（汗）同炙灰加青黛
冰片摻之即愈 、又方 小肉鼠浸菜油搽之
、止血丹（散） 炒黑蒲黃放陳艾上摟止 又方 雄豬（精）肉貼
又方 黃牛糞塗 又方 生半夏研末塗之即止
、桃花散 多年陳石灰
、藕節散 ~~曬~~藕節曬乾研末
、黑虎湯 治發背等毒不透
皂角刺 元參另 老（母）雞一只煎湯代水

・又方 牛蒡鮮子打汁服

・如下疳服輕粉牙縫爛出血用常服綠豆湯解之

・治結毒楊梅瘡 輕粉五分 生軍五分 白芷三錢 半夏一錢 南星三錢
大貝母三錢 穿山甲五分 每服三分 每早晚用綠豆粉一大撮服之
即不牙疼喉痛 ・又方 即金蟬脫殼方 蟾蜍一只 半斤重 入雄黃二錢
用酒一斤半 隔水少許 煮爛去骨 吞下服三只 即好 或用硃砂塞口中 熏一斤

・又方 用生礬硃砂入蟾蜍口內泥固煨去骨渣服二只

・治毒服鮮生地等藥丸藥重用黃柏等 豬膽汁為丸服之

・又方 用豬肚子一只同蟾蜍硃砂入內固服亦效 龜頭紅腫 豬膽套之

・治痔 鱉頭灰塗之 ・又方 松樹皮五斤 熬膏日服 渣薰洗為是

・治痔收縮用摩皂莢子與冰片塗即收

外科

十一

治痔 無花果七八月結食之 葉可蒸枚卅煎洗

又方 自死龜炙灰加冰片研末敷 漏痔神效

治痔翻花 輕粉五分 五倍子二分 冰片一分 藕節一錢 黃柏五分 兒茶五分 綠礬二分

又方 海浮石生研加冰片搽之

又方 炙烏梅五个 輕粉半 共研細末用唾涎調敷即升 但稍痛 并治努肉

洗痔方 鳳尾艸 食鹽 煎洗

又方 豬臟頭 升麻 柴胡 葱洗

又方 田螺 用冰片放掩旋上水流出搽之

又方 枯礬散

又痔方 雞冠花五倍子末各 焙燥為末加冰片豬膽汁調搽即升

偷糞鼠 藤黃 醋摩塗

又方 天龍尾三条炙存性 麝香少許研敷

又方 用貓頭灰 蛇蛻灰 貼之 亦可加冰片敷 青葉中貼之

癧瘓秘方 已潰後用豬膽汁濃煎成條插入孔內再以膽汁和銅綠青中攤膏上約半月可以收功

瘰癧方 雞蛋用千層塔煮熟每服一枚未成即消散

又方 生南星木醋 醋醋磨塗未穿者消 生生用過

松香膏 治瘰癧結核已穿未穿效

白嫩松香 熔化置生布內絞去渣入水杓內搓滾扯拔

治瘰癧敷藥 五倍子 毛菇 南星 白芨 血竭 白芷 打爛貼敷

又方 南星研末貼之 又方用糯米飯同玉簪花根 驗過

又方 用老鼠蝙蝠炙灰每末用麝香一分五厘貼之

又方 貓頭蝙蝠炙灰冰片少許貼之 又方敷藥 毛菇末 銀硃末 麝香一分

又消癧丹 炙甲片 銀硃 各等分

瘰疾癧子 老藤黃三分 冰片一分 研和擦銅青膏上貼之最效

服十全大補湯

瘰癧癧子敷藥 柏樹子打如泥貼上用鐵煨熱熨之

外科 十二

玉彩脆為度淨
末丑
草麻子半研爛
銅綠五釐一分
杵和攤貼內服
犀黃丸
犀黃丸治一切陰症
乳沒各一錢當門子五分
犀黃三分 黃米飯
為丸晒乾烘湯下
獨腳將軍治方治頸上痰核飲之半月消
青木香根 獨腳
將軍草各一斤用
活井斷煮三炷香
埋土中三日退火氣
早晚飲之
治瘧疾
掛金燈艸煩致

又方 鼠皮 炙灰 貼加冰片
治瘰癧不串消散膏藥 用經霜連根莧菜大鱉魚全只
大麻油共三味桑樹柴火煎濃去渣再煎用淘丹收膏
貼之半月消去靈效無匹
治瘰癧串藥 天龍炙灰每本加西黃一分冰片少許如膿水多
加輕乳散如有硬塊加文八將
又方用海金沙之根與陳酒 此方與蔹之方合物
煎服治佛珠癧盤生 海金沙根各處山上皆有根黑如鐵絲
治瘰癧穿者半月愈不穿者一月愈
西門大孫巷孫友良之兄家秘
方藉此取利者來寓診病傳出

一瘰癧效方
用大核桃二十个大蟬蜕一百四十只取刀將核桃對縫剖開以蟬蜕七只和桃肉研碎仍裝入壳内鹽泥包裹火内煨枯存性去泥拭淨研細末用淡鹽湯送下每日一服作二十服另包備若煨過性成灰者不可用曾煨焦者亦不可用

一治痰凝結
用薑汁葱汁牛皮膠汁同熬烊攤貼

一消癧
初起结核用陳米醋时時搽之

熟地二両 生地二両 川芎二両 肉桂五分 黨參五錢 黃芪五錢 桂圓十个 生薑三片 紅棗半斤 鮮五臺頭草二斤 濃煎三大碗早晚服之一小碗 再以銀花解毒 五臺頭草方尤靈亦可加穿山甲 製半夏 或云此草性毒不可用 無鮮乾者亦可此主藥也 按五臺頭草葉小似蓬蒿五頭白花羊不食此草

一治瘰癧 菩提根研末作搽藥 葛人藤與棗煎服

一又方 蜒蚰虫石榴皮或側柏葉之等分炙灰無論已破未破神效

一又方 貓吃鼠糞亦效 一又方 蛇床子草浸酒服

一又方 蝙蝠 貓頭骨黑豆四十九粒拌炒枯去豆加麝香少許

外科 十三

治竪生火癧 鯽魚一条用木鼈子仁七个入魚腹炙灰陳皮湯送服半月神效二条而愈多十日服

木鼈用磁器刮去毛此方極效

瘰癧靈方 用河中老沙蟹即沙搭炙灰沙糖黄湯調服二条即消

連服七条無不愈者

治热癤廊 桑樹上牛与雄黄合打貼之 桑牛有壳如蝸牛類

治痰塊 老蟲（？）𣏌 艸等盒膏

治乳岩 用鬼饅頭烘研末鮮石斛汁調之

乳岩方
蒲公英五 陰菊三錢
漏蘆三錢 炙艸八分
白芷三錢 慈菇三錢
川貝三錢 青陳皮三錢
製乳没各三錢 茜艸三錢
夏枯艸五錢 歸身三錢
蘇梗三錢 橘葉四十片

又方 用蒲公英二三斤洗打碎餘红糖調服

又方 初潰用銀青散 继用秘方益母艸炒黑研末和冰片摻之收功此方須腐脱生肌收口之法

又方 冰連散与藕節散 炙黑益母艸敷之

上海辭書出版社圖書館藏中醫稿抄本叢刊

·内吹乳癰方 驗
真橘核 白芷 川芎 研極細砂糖調下
·白玫瑰橘葉 疏肝氣乳岩
·治乳岩未潰 採萱花十斤每日服或泡湯將萱花日日作小菜吃并蒲公英搗汁一兩鹿角末

·康青散 治走馬牙疳
康青三分 雄黄一分 樟腦一分 明礬三分 冰片三分 研細末

·治乳癰敷藥 桑芽 菊葉 蒲公英敷之 ·又方 景天艸敷之

·治乳巖翻花 用牛黄冰連解毒等散外貼三黄膏 景天艸同遇仙丹生軍敷之硬腐用清陽散餘用海浮散但乳岩癖忌升藥

走馬牙疳 桑螵蛸五分 炙存性冰片少許摻之 此方治發背對口脱腐亦可

·又方 用帶子蜂窩炙研菜油調塗 ·又一法 用桐油脚塗之即不救血 ·又法 白狗屎内骨取出研末加冰片少許 又治驚脹

·又方 煆中白五分 銅綠二分 寸香二分 尿浸青菓

外科

十四

、青腿牙疳服馬乳白馬乳尤佳

、專治走馬牙疳 青馬齒莧用水艸紙包外用泥塗煨研水飛磁瓶藏好加西黃一分用竹油調敷一轉腐全脫生肌

、又青腿馬疳服馬乳亦效

、又方艸霜散 煨艸 壁錢同納青竹筒內黃泥封固麥

麥柴火煨之一週時去泥竹筒研細每一錢加冰片一分

、治瘰癧發散 白礆 白糖兩物對配在石臼內打爛用布攤貼即消去一層皮膚

、治汗斑 用石灰少許地丁艸同打爛包好浸井水中提出搽之

・又方韮一片鐵繡少許搽之即去明年再生 又月石亦可去之

・治癬 白芨 土荊皮 高粱浸搽

・又法 土荊皮兩 蛇床子兩 蜈蚣四条 白芨兩 花椒五錢 全蠍四个 檳榔錢 明礬錢 白信分 斑猫分 洋樟三錢 斑猫天熱減半 將高粱三斤浸之五天 用筆搽之 此方癩皮風亦可

・又法 乳香 沒藥 兒茶 雄黃 硫黃各錢 斑猫七个 鐵線粉二錢 用醋敷之 ・又方 荔枝核將醋磨塗 研末調 不論陰陽癬均可 ・又方 用角樹汁搽 楂研塗之即腫而愈 ・又

外科　十五

又黄鱔血塗之

治鵝掌風 用桐油塗手心將青松毛燒烟薰之即愈

治陽症救法 用蠶蛹蒸干同冰片打爛敷之泡起即愈

治瘡 白砒少許東丹水銀硫黄麻油調搽 又方用硫黄烊化入土中成一條麻油摩塗

海底腫痛 祛瘀 倪君若孟德國陸軍留學生也與先生為莫逆交清端方贊理兩江時彼為總教練官患白濁以騎馬至鄉海底筋粗作痛日夜不安端方電促到寧因病不果先生延傷科徐君診治將此方研末馬君為之調敷一夜即愈

赤小豆 艸河車 紅花 甘艸 廣軍 元參

鮮荷葉 菊花葉 打汁敷

、蜈蚣膏　貼散　當歸兩　白芷兩　生地兩　生山甲兩
蜈蚣七条　血竭半　乳没各半　蟬衣下　蛇蜕下　桃枝兩
肉桂兩　槐枝兩　柳枝兩　緯丹兩　麝香分　香油觔

、托藥　木鱉子一个　香附半　生半夏半　黃連三下　南星
各半　冰片三下　右藥研末雞子清調腳底上有大引下導藥

、灰鹼丹　用鹼石浸石灰水內一夜即能去腐去滯肉最效

、被去之
蛤粉散　治黃水瘡　蛤粉　黃柏　石膏　輕粉

、降藥条　白降兩　升藥兩　石膏分　又方　蟾酥丸与

外科　十六

紫綠錠加白砒少許為末紅砒末 治一切癰疽 白砒末

·白雪丹 即降藥 明礬末 食鹽末 皂礬末 火硝末

水銀末 白信末 煉法查外科正宗

·紫金錠 治無名腫毒 另有太乙紫金錠 五倍子兩 蓖麻肥皂肉兩 炙乳

沒藥去油 用醋磨塗

被 治瘡 苦參一斤 硫黃二斤 用豬油搽之

·治蟮癀頭 松香兩半 萆麻子去殼兩半 東丹兩半 東丹性燥 無青黛佳 搗爛

極攤布上貼十八日即斷根不可火烘亦不可揭下 一文大銅綠青 貼之必青愈陰 愈佳

被 治瘡 白砒少許 東丹 水銀 硫黃 麻油調搽

·治蟮癀頭 炒青鹽兩 青黛三分 三仙丹兩

共為末 貯瓶聽用

·又方 東丹青鹽研末摻患處以膏貼之即愈

·治蛇丹 二粒聚一處者 但痘亦二粒對聚 赤痘亦有 須辨別清楚 生白礬 雞子清調敷

·天泡瘡 蠶豆殼炙灰加冰片摻之極效 ·又方六一散用菜油調敷

·蛇丹 奉江先生謂用雄黃調塗亦可

·治漏管 用蛔蟲（不落水）三條 磁片破腹漂淨（曬七日露七日）炙研用綫捻拌（每兩加冰片一分）

藥入內外用此藥貼一日取出即見白腐并能收口 張永春店主用此而愈

·治痔漏不收功 自死龜版炙灰加冰片（研末）摻之立愈

又方馬齒莧（煎）服永不復發效甚 須槐杵打

·漏管秘方
夏月糞坑傍之蟲
江北人名長腳蒼蠅
似蠅而非蠅也用之
炙研末煮肉糊和勻
做成條以膏蓋七日
不可開看傷不收功
再照前法可以全愈

外科

十七

外科敷藥　皂莢浸鎮江醋內去皂莢將醋綢里陳小粉敷末

成即清　已成即潰

治鶴膝　一切陰陽虧處外症均可服　開刀膝蓋旁外面縫中

大紅硇砂　一斤　生甘草製九次　每日燉一次　大烏龜　一斤重一个新瓦炙活劈　去中背脊骨

安南桂　五錢　去皮心滿油切片　真西黃　一分　當門子　一分　去殼　穿山甲　一兩　生甘草水炙三次

淡附子　五錢　漂淨用竹刀切　土炒黃潞黨參　一兩　蜜炙黃芪　一兩　川芎　三兩　酒浸炒黃　當歸　一兩　酒浸炒透　羌獨活　土炒各三兩　九製南星　三兩　明雄黃　三兩　甘草水炒三次炒透　蜜炙木瓜　三兩　蜜炙威靈仙　三兩　蜜炙木香　三兩

治鶴膝

用馬蘭頭放罐中炒熱入醋少許木瓜絲瓜絡敷患

水鶴膝開刀

先要擦膝眼開刀用挑病刀蓋膝肉旁指一節豎縫外面即效

先生親見一人挑之流出清水一碗　但此法須審慎精錯即成殘廢

熱砂仁末　以上諸藥照法泡製不可易悞忌鐵器研細末

每服一羹匙赤砂糖陳酒量飲調服重者早晚各服一次

參五二料即清　·又方用川条魚打爛敷　·又方回陽

玉龍膏敷用酒　·錢子瑞孝廉幼時生鶴膝用鯽魚

二条与醋燒五銖錢二个同打爛敷之數日而愈　·老虎足跡

草打爛敷之　·紫荆皮為丸服之　又血竭与硫黃研服三分

·又鶴膝敷藥　地骨皮丹無名異丹乳沒各三分　本方加麝香壽

入傷科

·刀傷秘法　用煆石膏研細末加淘丹少許

外科

十八

洗足溼爭 無見愁 皮硝

治外科臭穢 百艸霜蘸上即不臭

咬頭 用白降一畫時穿 或硇砂亦可

治血痣肉瘤 蜘蛛絲纏瘤，枯自落

又方用青鉛本 水銀木 輕粉五厘 指捻枯自小

又用藥線製法要細扣生絲 生絲三錢 芫花半 壁錢 製絲黑

治漏管 用絲切開每日收切三次十日可開去腐百日綿花

鑲之後用海浮散 珍珠散 龍骨收口

治耳癰　銀針刺入用艾燒一次用蟾酥条刺入明日洞大出膿　蟾酥条較降藥不痛

大腸癰生右邊右足不能屈伸

小腸癰左足不能屈伸

三神散　治牙疳

煅中白五　銅綠三錢　寸香二分　硃浸青果少許　同研細末

治流注　小金丹一粒　外科六神丸十粒　均服

治頭面腫行　白芷　雄黃　百部　打汁塗之

治臁瘡　用楝樹子一甕下甕空上甕置楝樹子對合外用糠火燒油遍下即搽之神效

此方奉化先生南市楊巷殷仲容之女治愈

治乳核　生蟹爪打沖吃

外科

十九

三仙丹 即升藥 水銀二兩 火硝二兩 白礬二兩 昇一炷半香 每藥成一兩

二仙丹 樹上不落桃燒灰收口

退毒消腫散 即千金內消散合退驗

五倍子兩二錢 蜈蚣十条 全蠍十个 腰黃四錢 兒茶一錢 赤石脂三錢

穿山甲二錢（炙炒） 血竭二錢 原寸半 四六分（即冰片） 研末 清一切外症 置膏藥上貼

治熱癤 用清毒丹

雄黃 血竭 去癒 又方用黃楊樹葉打爛塗之入醋少許

複 去之

九寶丹 生肌 海螵蛸一錢 兒茶二錢 血竭二錢 炙乳沒各一錢

赤石脂不 龜版俱炙 鱉甲炙 月石五分 共研末

·草遂散 即五虎丹 拔毒神效 亦提毒

甘草 甘遂五分 明雄黃二分 輕粉二分 進 白丁香一分 要雄 即麻雀糞 研末敷用

·治乳癰 蘇州芳接人云極靈 鱖魚肉入白胡椒九粒 三九天陰乾 炙灰 陳酒調服一条 ·又 茴香 細辛 烏金紙 末塞鼻

·又方 黃魚背棘五 香附 青皮 炙研 神效

·治乳疤 皂莢子三五粒吞下

·二味拔毒散 呼膿神效 雄黃一分 白礬一分 研末撒膏藥上 驗

·紅拔毒 即龍虎丹 犀黃一分 用過三厘黃 大坭 珠砂五分 腰黃一分 巴霜二分 麝香一分

·黑拔毒 去腐 蜈蚣二条炙 炮山甲三分 硇砂三分 升麻三分

外科

二十

明雄一錢　益母根灰二錢　燒存性　研末

、白拔毒　去脂水即六合丹

麝香一分　滑石五錢　輕粉一錢　銅綠五分　樟冰一錢　冰片一分　研末

、涼拔毒　有毒拔毒　無毒生肌

寒水石煅一錢　滑石一錢　乳香二錢　沒藥二錢　大梅片一分　研末用

、青黃散　治腳上諸瘡拔毒呼膿手口收功

熟石膏一兩　黃升五錢　製甘石五分　青黛五分　研末

、青雲散　治腳瘡神效

牡蠣煅五錢　寒水石

青黛一兩　五錢

輕粉五錢　研末

地立散　又

升藥三錢　甘石五錢　石膏五錢　冰片半分　東丹二錢

文地立散　製甘石　及甘艸錢　黃連三分　梅片三分　黃升錢　檳榔錢
通用拔毒生肌散
黃柏　川連　石膏　青黛　升藥本各　珠子一分
替針丸　追膿去腐止痛
白丁香　乳沒各三分
飛麵為丸　用利針撥開瘡頭貼上膏藥自破
代針散　木鼈子　川艸烏　水磨　以鵝翎掃上刷瘡上留一孔一時即穿
白蓮散　治一切耳膿水出
黃連　枯礬　海螵蛸　龍骨各等分　研摻
又方用胡桃油与麻油滴油耳中三日痊
又方用黃魚腦骨同冰片研末吹之
外科

廿一

、治痔 皮硝泡水 生槭寄上薰之亦致 此方上已十二頁 有再抄時合併

、拔疔散 忌食豆腐
磁石三錢 雄黃三分
蜈蚣七條 黃升五分
龍衣一條 路路通三錢
金蟲七隻 斑蝥七隻
甲片五分 銀煤三錢
耳膜少許

、治痔漏 治蜒蚰用川連末打爛作條敷之

、又方 蜒蚰用布包蒸碎一孔治痔痛熱好

、治瘰癧方 銅筋鐵骨草 向賣草頭者購之 約一兩分四服 用黑棗十枚合並服 此方莊衛生親戚服二劑而愈 當存一年與他人服之亦靈效

、又方 方枯草 杭州菊服 此草高約尺許 莖方有堅紋梗有細毛開紫色小花 據賣草者云即海金沙根須秋收者效

、治疔方 治熱疔 甘菊五分 甘草五分 並服 不用野菊要家園菊

、又方 活蟾蜍將打爛貼之

、又方 用耳內膿 外用桂元肉貼之

、鱔魚鱗亦可

、又方 野茄科蟲 用麝香菜油浸之 用膏藥貼一二條即愈

、又方 吸鐵石四分 黃升四分 研末 若論已破未破神效

治疔 煤研碎敷上

治疔 酸醋磨鹼水時時塗之自消散

飛馬取疔丹 雲磁石末 腰黄三錢 金頭蜈蚣七条炙 耳膜少許 銀煤少許 生甲片五分 斑毛七只炙 壁虎七只炙 明輕粉末 黄升三錢 金蝎七只炙 青龍衣一条炙 路路通炙三錢 銀針刺穿疔頭擠出惡血 以丹少許放膏上貼之 如疔之爛甚者黄占可貼 忌豆腐腐乾百頁魚肉

神效回疔散 白占一兩 黄占一兩 乳没三錢各 松香廿兩煑白為 銅緑安 百艸霜安 雜以竹木等烟煤不驗 用麻油一兩 先煎滚油 初下松香稍滚 三下白占 四下黄占 五下乳香 六下没藥 七下百艸霜銅緑 冷捲条如桂元核大 如貼不上即非疔

敷疔藥 大貝母 銀硃 壁釘

文治疔方 麝香三分 蟾酥 膽肝 末 壁釘三錢 百艸霜 雄黄末 生研 磁石 砒信二下 蟾酥酌加

治疔 木鼈子 桂圓肉 研和貼印堂

不去黄

文方 醋磨碱水塗疔神效 一用山柰油摩

複 去之

黄連膏 治臁瘡 大黄一兩 臈占一兩 桐油煎收膏

外科

廿二

·夾紙膏 樟冰三錢 銅綠一錢 二味將板油搗爛夾之

·治痔 用象牙屑煎水洗之 或鬼饅頭煎亦可 童便亦可

·鶴膝軟藥 過山龍草根（即茜） 獨活根 威靈仙根 火石（要起泡）

五銖錢 五味同打忌鐵器 敷上即起泡

·治痰瘰外症消散方 本地山藥与火石同打敷（火石須鈍光者）

退管生肌（被已應用） 血竭 枯礬 輕粉 炙乳沒各等 研末用

退管方 插入管內 青背蝦蟆一只 用蘆薈末塞肚內

雄雞脚脛骨一對 用雌黃塞滿骨內 皆以泥包好炭

·收口化管方（驗） 五穀蟲（自梅毛 焙研） 陳年尿淋大行人中白（焙研） 冰片 青黛 青果核灰

用璃琉象牙等瓶方靈 見心廿七頁心

犬肉煨玉烟壹為度遠犬候冷去泥將雞骨与煨蝦蝶取出研末和匀每上藥一錢加冰片一分 先用蔥頭七个豬蹄甲三个洗淨用此藥為要

治漏方 黃豆七粒炙存性 胎毛團子七个炙灰 研末和匀每加螺螄窠一个炙存性研用

翻花痔洗方 石楠葉故上長者二三斤煎水置罐中薰之即縮上矣

肛癰成漏 白蓮鬚 孩茶 黑丑及當歸身 研末服下

治穿腸毒 用耳膜桂元肉貼之 未穿者用之

外科

廿三

治董瓜串 千層衣打爛敷之

治疔走黄神方 用鰣魚鱗片一条 不落水忌鐵 统體取下 待乾研末用腰黄七分 生研 磁石七分 黄升藥丹 冰片七分 不拘厶可 貼之即愈

治爛足 西藥鋅養丹 加凡士林十兩 拌由与分 調和擦之 如爛大用黄汞養

濕脚癰 被去之 紅喇叭花根打汁服之

治走馬牙疳 此方係馬君所開 效驗 屢試 如信石时人須立上風避之 莫聞其毒氣恐防眼浮腫 不如用綠礬丹

用紅棗五十枚去核每个入白信三分 炭火上炙灰研

治爛胖 白蠟 黄蠟 銅綠 麻油調

治爛胖瘡 用豆渣 桐油調敷 臭豆渣愈 愈妙

又方 田雞炙灰，加冰片

赤霜散

末加冰片敷之。患处须用生草银花煎汤洗

硇砂散 消耳鼻菌及痔 去腐肉 硇砂一钱 轻粉三分 雄黄三分 梅片五厘

乌龙散 平胬肉 乌梅炭 掃盆 三梅

硇砂膏 阴疽痰核初起贴之即消 作案欲漏更妙

硇砂一钱 降药一钱 蟾酥一钱 青药肉一两 和匀贴

黎洞丹 血竭一钱 西黄一钱 阿魏一钱 天竹黄一钱 儿茶一钱 三七一钱

硃砂三钱 藤黄一两 五倍子一钱 炒 乳香 没药各一钱 山羊血一钱 千

金子一钱 去壳油 冰片一钱 共研末，糯米为丸 金箔衣 汤下

外科 廿四

加減麻黃紫草膏 治濕毒瘡疥 木鱉子 西麻黃 紫草

當歸 右味等分入菜油內煎熬滾沸去渣入細末黃蠟

大黃炒黑 輕粉 花椒 苦參先下

提毒丹 黃昇一錢 冰片五分 掃盆五分 川連一錢 石膏五錢

黃連膏 治臁瘡 大黃二两炒黑 黃蠟五两 桐油二两 收之如飴 加冰片少許

治一切浸淫濕瘡 腳丫濕爛 臁瘡 濕癬等症 並不立效

後出之 瑩珠膏 白花下疳臁瘡神效 鬍鬚頭亦效 亦治凍瘡也

掃盆 樟冰各 豬油 白蠟三两 豬油十两 冰片一錢 先將蠟油溶

化離火入輕粉 樟冰 冰片 候冷加冰 攪勻攤貼 先用苦參甘草湯洗患處 亦又淘米泔亦可

、腸癰膜穿秘方　醋炒象皮屑　木耳灰　二味開水服下

外用烏桕樹根皮刮去粗皮與婦人嚼爛敷于患處并一切收

功神效

、外症敷藥　小粉　大黃　同炒　醋調敷　又芒硝塗　又白礬塗用涎調塗

、止血開刀之誤　黃牛糞塗即止　又方生半夏末亦可　油棉花撥上亦可

、治滯肉　、紅菱腳搽之　此亦汪守戎傳　針挑開破苦參子用入肉即爛去

、鵝掌風　糯米糖油搽　、又白鳳仙花打爛搽　、鮮枸橘李洗手鵝掌風能潤

、繡球風　王君治愈　三角藤半　蘇葉三錢　銀花三錢　黃柏半　生礬少許　煎水洗

、八角風　生下部毛中者　用百部高粱浸透搽之即愈

外科　廿五

、痔瘡及肛门毒瘺方
馬齒莧 薄荷 棉花子 車前子 各等分水煎洗二三次即愈

、治爛足指丫 用水尿浸草鞋以土磚熯紅踏上三次即愈

、治風溼 用雞脚大黄 白芨搽之即愈
、又用硫黄做成粗条麻油摩 治瘡癬
、治痰核 雞子帶壳与蟾蜍同煎服雞子為要
、治癬 以雞子浸醋内待雞子壳無以雞子搽即愈
、治痔 以癩團艸煎水薰洗
、白癜風 五靈脂 蜜陀僧 蜜調敷
、避火丹 多年陳舊坑中磚摩敷塗
、治一切外症 治蟾蜍去皮 腹中物存在肉煮粥服之可以消散
、紫雲瘋 大楓子三粒微炒去壳与甘艸末少許空心食 每日三次可以治痛
、治爛足 黄金条 打爛敷之香瘡二日而愈

。子龍丸 治瘰癧初起并治横痃貼骨疽如瘰癧淡姜湯送下

甘遂 大戟 俱研細末 白芥子 炒研 各等分煉蜜丸每日服三次每服三分但甘遂與甘草相反斷不可同日服之 又法 甘遂用甘草湯浸三日湯黑換水如是數次至水無黑色爲度取出以麵包煨至麵遍起黄色去麵炒研大戟用水浸數次取出去骨曬乾

。陽三品 治濕熱下疳碎爛

寒水石一兩 海螵蛸一兩 律丹一兩 輕粉一錢

。陰七仙 治陰分流注潰膿用此拔毒

製乳没二錢各 白芷一兩 律丹一兩 生半夏一兩 生南星九分 黄升一兩

。二黄散 治一切頭風濕流水淋漓 腰黄一兩 皮硝一兩 海螵蛸一兩 寒水石二兩 硫黄三兩 枯礬一兩 烟膏五錢

外科 廿六

硃射散　治疔瘡不論已潰未潰

飛辰砂三錢　腰黄三錢　血萡三錢　雲礞石三錢　製乳没各三錢　毛菇三錢

紅花三錢　地丁艸三錢

金花散　收口　石膏二斤　龍骨一兩　緯丹十三兩

夾（複）紙膏　製乳没　兒茶　銀硃　鉛粉

砒礬散　人言五分　生礬五分　雄黄五分　元寸五分

研末用乾麵燉熟調和做成藥綫待陰乾入管内即愈

發背膏秘方　製乳没　上血竭　銀硃　鉛粉　黄丹　銅綠各三錢

研末聽用看患要大小油紙刺孔每張和藥五分再用油紙蓋

上週邊要紮絹搭好自能止痛

疔走黄　用芭蕉根汁一酒杯服之立效服後要麻

又方　蟾酥為丸放舌下黄落出

青懶救丹　治牙根出膿　大蝦蟆一只（瓦上烤）　青黛一錢　蘆薈五分　冰片少許

共研末以生地用清水熬成膏調和塗之

治奶癬 陳香櫞皮炭五錢 冰片一分 研收用 或猪或湯敷
或膏上貼 未成即消 已成即潰
蒼耳散 治風熱瘡癤拔毒 合驗 蒼耳草五錢不拘葉子 雄黃五
乾研末 或端午六月六日七夕俱可去梗用
四寶丹 治病後陰瘡 即 龍骨五錢 牡蠣五錢 五倍子八錢 硃砂五分 水飛 共研搽
赤白努肉方 日夜疼者
好梨一个 搗絞汁 川連五分 切片 將連浸汁內 取汁點之
平安餅 患孔毒根治法 爛孔惡肉凸起名毒根 用此餅貼之 一日
一易 輕則一二日 重者六七日 不痒不痛 毒根自落
烏梅肉五錢 輕粉五分 研極細 如硬用津少許 不可用水 研至成膏
照患大小作薄餅數个 以貼毒根 外用膏掩 立見功效
烟黃散 驗 治小兒烟腳黃水瘡
烟膏五錢 即皮脂清皮作刮下之膜也 黃柏五錢 研細油調塗

外科 廿七

紫蘇散 治囊癰之爛穿腎子流出

蘇葉（焙乾） 老杉木（燒灰存性）各等分為末，敷乾，以香油調敷，如囊無皮爛出，以蘇葉或荷葉包之

退管神方 不拘遠近，經驗立愈

琥珀蠟底（三錢） 麩皮（拌炒研末） 辰砂（一錢，水飛，另研） 人指甲（一錢，麩皮拌炒） 蟬蛻（五錢，炒研） 乳沒（各八分）

象牙屑末（一錢，另研） 枯礬（八分）

八味勻用黃蠟二兩，鎔入，攪勻，乘熱作丸，如綠豆大，初服十粒，逐日漸加一粒，至十六粒以後不必再加，無灰酒下

如患上身用川芎五分，下身加牛膝五分，年遠一料，近則半料

忌葷百日

逐管方 不用刀針 此方專管，自能退出

珍珠（一錢） 瑪瑙（一錢）

西黃（一錢） 梅片（一錢）

雄黃（一錢） 石砂（一錢）

乳香（一錢，去油） 沒藥（一錢，去油）

每服十丸，土茯苓湯下

攣雄丹散 專治結喉癰、玉枕疽

腰黃（一錢） 生白礬（一錢） 共研末，茶調敷

黃發散（會送） 甲片（一錢） 螺螄（一錢） 腰黃（一錢） 炙蜈蚣（一錢） 南星（一錢）

阿魏（一錢二分） 桂心（一錢二分）

腰窠疳疥瘡 麻黃（一錢） 木鱉子（一個） 蜂房（半個） 大楓子肉（六七錢，不要油去） 斑貓（三個）

外用好豬板油三兩將麻黄切寸斷同木鱉子蜂房斑貓入于油中同熬以麻黄成炭為度將油濾出去渣搗大楓子肉成泥搽于瘡疥之上二日大發三日漸消五日全愈　外服下方

一又治陰寒濕瘡　用硫黄二兩豆腐煮透取出研末每服二分一日服二次放粥内食之即愈　一說服後疥瘡大發數日即好神速無比

除去　治濕毒　服乾豬胰（以黄柏為）丸即愈

一重出　去之　蜈蚣膏　當歸兩　白芷兩　生地兩　生山甲兩　蜈蚣七條　血餘錢

乳没各兩　蟬蛻八分　蛇退五分　桃枝兩　肉桂五錢　槐枝兩　柳枝兩

絳丹兩　麝香五分　香油兩

一治爛足　尿浸石膏五錢　東丹五錢　麻油調搽

一治爛足　樟腦　白糖　豬油等同打爛作夾紙膏

複　去之　黄水瘡　銅緑麻油調塗即愈　又方　紫草生薑

一切皮膚症　硫黄（研末）豬油（同打和搽之）即愈

一緑膏藥　貼一切外症疾症尤效　土木鱉（去油）五个　巴豆肉五粒

外科　廿八

銅綠三錢 白杏仁三錢 製乳没去油各二錢 草麻子米去殼 松香五錢揀淨 同一處石臼打三千餘成膏 取浸水中 攤貼

一拔瘡方 蜀螂即蜣螂二只即鬼角虫虫樹上六角虫 花蜘蛛七个墳堋上佳 毒蜘蛛七个大者佳 瓦上炙 研末 搽患處即推膿出

一外癥貼散藥即黑虎丹加減 蟬衣一錢 雄黃一錢 炙甲片四 公丁香十二个 母丁香十二个 全蝎六个 靈磁石一錢 大蜈蚣八条 冰片一錢 麝香一錢

一楊梅結毒 木瓜一味研末 水泛丸 日以土茯苓三錢煎湯送下

一癬瘡即瘡子 綠豆粉 滑石 研末撲之

一臁瘡 豆腐泔水熬膏敷之

本艸綱目蔓艸門之烏蘞莓釋名有五爪龍、龍艸等名，主治甚多，即此無疑

一奇治一切外瘍消散 五龍頭艸打爛敷之 又可搗敷毒蛇咬傷 張君伯倩肛門生一偷糞鼠用此艸消之

一裙臁瘡 爐甘石 升藥 豬油 三味同打 油紙攤貼 日換一次

一疔毒一掃散 壁丁焙灰存性五 冰片才 麝香四一分 硇砂一厘

研末藏好凡疔毒在上部暴發者以膏藥貼之隨出毒水水盡

則金惟急歸底疔寒溼凝結而成者效

發背潰爛疼痛　用白胡椒研末摻上可以止痛膿水稀少頗

覺適意日日摻之

外科

廿九

帶下丸　治白帶　白馬毛焙研一兩　龜版炙四兩　牡蠣煅一兩　研爲丸

白馬毛血之餘馬乃乾剛可以和氣

文方

治女濃泔臭穢濕熱過甚濕痰下墜者　繆仲醇法

蒼朮　白朮　黃柏　黃芩　茯苓　車前子　蜜炙升麻

葛根　分兩臨時酌用

砒棗丹　馬肆人云　治女人陰戶出風蕭及滿身　用紅棗一个挖去核中置

人言將棗塞於女人陰戶一日數易四五日後風必盡死矣

治產後行房　須用五斤重黑魚頭一个炙灰黃酒沖服盡

婦科

一

被汗出而衄 先生以青里魚頭取汁動 此方鎮江人目覩治衄傳出 血衍之義

治墮胎 用胎髮團炙灰攤入雞蛋內服之即止 此方鎮江人目覩治衄傳出

又方 用黃牛鼻炙灰服之 又吃鴉片烟一口即急救法

治經閉 用木耳研 胡桃肉研 陳酒沖服

又方 紅玉蘭花十二朵 紅棗為丸之方

畏產丸方 生兒繁昌撫育艱難 周倉茹家出親

寒水石八分 石羔二分 川連半 黃柏半 鮮地二分 丹皮 三分 黑

藏花三分 鳳尾草三分 白微三分 黃芩三分 黑山梔三分 石決

一帶花梅樹梗治三四月慣落胎每服最效

一畏產方 用輕粉半錢以燉雞子一個服最妙每服少許但此方絕滅人道不可之用貧人多生子者

又方 青蛇膽連服三个

蠶甘丸 淡苓醋盞丸盞 九晒研末為丸

明刃 當歸兩 龍膽草本 大青三 此方產後月內服經後

服效劑

文方 零陵香為末酒服二錢每服至一兩即一年絕孕蓋血

開香即散也 方載醫林集要

文方 白鶴花根 白鳳仙子五錢 紫葳二錢 辰砂二錢 搗末蜜和

丸梧子大產內三十日以酒半盞服之不可著牙齒能損牙

齒也 觀摘玄方

文方 萬年運根打汁服 有人服之連六年不孕

安胎萬全膏 此方名奉仁先生題 原方見壽世彙編 當歸刃 生地兩 白朮兩半

婦科

甘草三 川斷各 條芩酒炒兩 黃芪各 白芍酒各 肉蓯蓉

生益母艸兩 用麻油二斤浸七日熬成膏加白蠟兩再

熬四三滾加飛過黃丹各各再熬再加飛過龍骨兩攪勻

用時以絹攤膏以大貼丹田上十四日一換貼過八个月方妙

、血崩
又方 真局紅繡
袱炙灰調服

治血崩 金馬蘭兩 黑棗煎湯服 又方 棕毛炙灰服

、又方 胡桃五十个炙灰調服 、又陳石灰炒趁熱坐上

、遇仙丹 專治胎前難產經驗

凡產婦累日不下危急之至將萆麻子十四粒去殼明硃

硃砂 雄黃 蛇蜕一尺燒存性共研細末用漿水飯和丸如彈子大先用椒湯淋渫患婦臍下然後將藥一丸放于臍中用絹敷重覆以綢帛束之至兒頭生下急取去藥

一懷孕下痢絞痛 用烏骨雞子一枚開孔去白留黃入黃丹一錢厚紙裹定泥固煨乾為末每服三分米飲下一服愈者是男二服愈者是女 三因方

一乾血癆奇方 過三年者不治 白鴿子一隻去淨腸雜入血竭一兩以綫縫合無灰酒煮熟食之 瘀血即行如心中慌亂急食

婦科

白煮猪肉一塊即止病二年者用血竭二兩三年三兩

又方 先生治俞查路之堂姊用雞血藤熬膏每日陳酒冲服

白帶丸 張亮生先生傳

製香附二兩 川黃柏一兩炒炭 白芷一錢 煅牡蠣二兩 柴胡三錢鹽水炒

生白术一兩 丹皮一錢 樗白皮一兩 金鈴子一錢

研末米飲泛丸每日服六錢朝晚分作二次

產後寒熱 張聿青先生傳

秦艽 青蒿

一黑神丸 治産后百病 當歸炒酒 川芎 延胡索炒酒 天麻

百艸霜 香附 益母艸各 乃京墨三分 飛羅麪爲丸 乃童便送下

治産不下 麝香二分 巴豆四粒 蓖麻子二粒 搗和貼之足 已産尋

速去否則腸下貼百會穴

治白帶 淮山藥 絡石藤 北沙參 生薏仁

治乳少 娘魚殼吃油炙 又驗乳 鬼饅頭二个 雄豬前蹄

甘艸末服驗之後無方 一又方 穿山甲 木蓮即鬼饅頭 木通

黃芪 麥冬 熟地 白芍炒酒 當歸 川芎 漏蘆 花粉

一産後無乳

娘魚同甜菜服並佳

之 大約野菜之類

婦科 の

留行子 塞住加鐘乳石 鹽耗加萵苣子 即白苣子

·陰户大毒 用蠔肉炙灰研加冰片

兒枕塊痛 用磚燒熱包熨臍腹

治小兒咳傷乳痛 柿餅嚼爛塗敷

·治經來腹痛 並能孕育 經前服二帖 經後服一帖 連服半年 陳蘄艾五分 煨木香五分

山萸肉三錢 紅花五分 大熟地三錢 全當歸三錢 丹參二錢 鮮首烏三錢 車前子三錢 五加皮三錢 炒赤芍三錢 新絳五分 月季花後入兩朵

治不孕 製硫黄二兩 做二百丸 經後一日先服四十粒 樓

云見效

·下胎　肉桂末　麝香三分　為散　温酒和淳服　加生川烏三錢

下私胎猫劑　·又方　進藥不可用　冰片二分　麝香二分　樹膠末　研做一丸　用絹包納陰戶少傾其胎即落　又麝香八分研入陰戶亦可

治產後不小便　想有瘀濁也　用韭菜　葱白　皂莢　煎水放桶內產婦坐薰即通

·驗孕　遣孕婦南行急呼之　左顧男右顧女　蓋男左女右勢有偏重　回顧時就其所偏勝重也　此法頗驗　又摸腹如覆盃者男　如肘頸參差者女　又左乳有核男　右乳有核女

治產後食雞子積　麻油　摩蘇梗末　又淡豆豉湯清之　此非治產後，通治

保孕丹　當歸末　人參　續斷　杜仲　各五兩　合丸亦可

又方　安宮十二味亦驗　經驗良方

·經驗保產催生第一良方　此即俗所謂十二宮方也　傳前明嘉靖間太監所作

婦科

五

當歸錢半 酒洗 白芍錢半 酒炒 冬月用一錢 川芎錢半 川貝母一錢 去心 荆芥穗八分

兔絲餅錢半 厚朴七分 薑汁炒 羌活五分 甘草五分 蜜炙黃芪八分

蘄艾葉七分 枳殼六分 麩炒 此方專治胎動不安或胎墜或腰

痠腹痛一切胎症不拘月分一服即安 傷不應隔日再服一劑

每服用水一碗半煎一碗 薑三小片為引 若熱體不必加薑

催生去蘄艾葉用紅花七分 產後忌服

通瘀延胡散 上猺桂 真血琥珀 延胡 生蒲黃 當歸

紅花 赤芍 各等分 用窖醋拌晒乾研末每服二錢空心參

湯下 強者益母草下

通經 用倭硫黃五錢 鹽磠化水二分 甘草一分 麝香三厘 為丸

服下瘀行 此方磠砂太猛宜慎用

種子第一方 上沉香一錢 廣大黃一錢 炒薏仁一錢 法半夏二錢 貢白

檀一錢 製遠志 南星一錢 炙黃芪一錢 香附子 炒打一錢 製川烏一錢 西細辛一錢

江枳殼末　光杏仁末　照方十二味共研細末用陳蜜丸如
桐子大每晨服半錢用華撥為引或用良姜引　如不信以
此藥喂雞換出之二雞無此雞有子不可再吃　不可加減
產後啞　綠水由於怨哭傷肝也　韭汁入姜汁少許和服
血崩　蓮蓬一箇一枚炙灰存性研末湯調下
治肥人子宮多油及濁垢不受孕方　用膩子油熬服
吹奶方即乳吹　白芷　山柰　蒲公英　胡盧巴　鬼饅頭取子研
同研末服　米湯調服胸中發絞至核即消　重者二服

婦科

六

易安沈氏家藏秘

千金散 專治小兒驚風 奉天梁惟新傳来

牛黃 鏡面硃砂 膽星 明天麻 川連五分 殭蠶一分

炒全蝎一个 上梅片五厘 共研細末用水調服

複去之

治龜背 兒茶一兩 阿魏一兩 炙乳沒各半 肉桂三分 冰片壹分 共

研細末用豬脈作丸貼脊突處

治小兒疳積 黑丑二分 萊菔子二分 燉雞子肉食之

又方 胡黃連入肝肉食之

京都保赤丹 生南星 用薑汁浸十四天 清水浸七天 研 巴霜 不本 大劈辰砂

幼科

丹飛須減半用方与京都色同 生神麯丹半 初生小兒服一匙用上白洋糖倍於藥之三開水調服即可去垢上吐下瀉寒疾內閉有昏厥痰壅氣喘驚癇急痧命絕者可調服一二匙切忌油膩生冷之物 京城每一瓶計重一錢價足紋銀一兩此方係王軾懇公之子蓋臣丞京官在拳匪時避難出京與同德堂主人同舟特慶更生因傳此方

又一方巴霜用一兩餘同

養元粉 嬰兒缺乳可以代食 白糯米一升半 白粳米三升半 懷山藥丹炒 五穀蟲丹 芡蓮各大 甘草三斤 白糖一斤半 先將粳糯米炒好磨粉將諸藥研細末同白

糖調食

、小兒表驚方 桃仁七粒 杏仁七粒 葱頭七个 梔子黄七粒 雞子白一个 乾麵燒酒調表手心脚底肚臍中男左女右 效驗

、小兒疳積 以蟾蜍放缸内蓋好与活蟲蛆攢吃盡取蛆漂淨炙服

、預防天花 三豆湯即綠豆黑豆赤豆煎服 滓亦可服 及橄欖汁亦可

一稀痘屢驗方 橄欖灰連核一个 生甘艸一寸 小兒未出前每日服一服 連服數日出黑糞爲度 出痘必稀

、痘以毒未清用此服之亦去瘡癩瘰患

查出去之

諸如兒顖门低陷元氣虛者 用人參研末做帽内常戴之

幼科

二

此馬培之夫子傳也

治小兒癇風　用牛鼻繩炙灰調服

治小兒慢驚　用小兒本身臍帶近臍七寸漂淨炙研細末服之

又方　用摩真獺肝三分同石菖蒲金箔服之可愈

此方獺皮行傳出據云急驚不效奉江先生以為急驚屬痰熱慢驚屬脾寒一名慢脾風　獺肝性寒用之急驚以為相宜以待試驗

治小兒痳點不透　用一塊頭艸紙第一張須有印者撦去石灰但剩紙渣煎湯服之可透頗效

此方馬氏所傳

治瘧不回

烏棗燒觸其氣

藥棗法見王旭高醫案試之效　稚齡形瘦色黄咳嗽痰多食少脾虚溼熱並痰阻肺性畏服藥者宜之

人參　炙甘草　冬术　茯苓　紫川朴　蒼术　宋半夏　陳皮　川貝　榧子

右藥各研末和一處用好大棗一百枚去核將藥末納入棗中每枚二分再用甜葶藶一兩河水兩大碗煮候棗軟熟不可太爛取出曬乾候飢時將棗細嚼一枚日可用五六枚餘棗湯去葶藶將湯煎濃至一茶杯分三次先溫服

小红丸宋錢仲陽方　治疾

幼科

九製膽星五 辰砂五 巴霜一分 右藥研極細菉豆粉糊丸

如黍米大 芽兒百日內服一丸 一歲服兩丸 乳汁過下

治夾驚肺脹 白狗糞內骨炙灰服之

又方 蚱蜢研末調服 取雌雄去霜降日捉

治小兒脹病 用臭椿樹皮 驢衛

治花病癩 以活蝌蚪吞服一攬 致過遍身光潔

治寸白蟲 用枇杷核炙灰（炒黑研末）調服二錢 為丸亦可

痧後解毒 豌豆葉磨粉 可代化毒丹

病勞用秫米薏苡湯常服自愈 汪藝香述

治痘毒 黄豆嚼爛敷之 又方多年黄牛糞敷效

治龜背 兒茶五 阿魏一 木炙 乳没去油 肉桂三下 冰片下

共研細末用豬尿作丸貼脊突處破處亦可

小兒雪口 蔡氏 尤 嫩茄子蒂一味研末用時另加冰片吹之

治痞積 生栗殼五十个破開用去皮殼巴豆入內扎好陰陽水浸煮

一晝夜去巴豆晒乾生研末每服約幾厘神效 此方天の園董事王伯銘茂才施送

龜背 馬矯之太史夫人方 燒熱白米飯乘熱塗患處 冷即易之何中須日日為之

顖陷 元氣受虧 人參研末縫入薄綢帽中戴之名人參帽 亦馬先生方也

幼兒科

の

治驚 用小兒回複去之

春丸一粒跳下稱二
分上半截研末和服
下半截研末入臍内
封好通身一汗即愈

治慢驚 本人小兒臍帶近臍七寸洗淨研末服之

治驚 牛肉 螺尾 少許為丸

小兒疳積方 驗 史君子三錢 白雷丸三錢 石決明三錢 蒼朮五 硃砂飛五分

用不見水豬肝竹刀剖開裝在内用線紮好飯上蒸熟曬乾研末

每服五分 體弱服三分 加炒米粉拌服 不用粉鹽炒

下苗藥 香白芷 硃砂 包棉花内 外用苗湯將種

急慢驚風青蒿丸 效 青蒿節内蟲不拘多少入杯上炙存性加

輕粉一錢 硃砂本其研細末用人乳為丸如綠豆大飛金為衣臨臥

時用母乳化下 每歲一丸 本方加炙全蠍二分方能應手

治胎毒 即獄瘋瘡 敗草散炙灰加冰片研末摻之 敗草即茅屋上柴草陳久者

急慢驚風方

大梅片三分 全蠍九只 雄黃二分 麝香一分五厘頂好者 真正硃砂二分

殭蠶九条　花椒十

右藥七味研成極細末用蜜糖少許拌做成餅再用雞蛋一个用油

放在鑊內煎成荷包蛋式乘蛋溫熱將藥餅放小兒臍眼上再將

荷包蛋放在藥餅之上面用布条紮住隔兩小時解去倘小兒開口

出佳或臍內響聲或有大便解下即是效驗之應倘貼此藥餅依

時解下不見動靜可再用一雞子照舊荷包蛋式將原藥餅仍照前

法貼紮臍上隔二小時解下無不立獲奇效倘症過重宜再買末藥一

服如法貼紮隔二小時解下無不起死回生真靈方也

又法照原方去雄黃花椒朱君吟香效過

本科應用

清陽散 可作紙捲頭面火毒用此代升藥最清火 亦去腐

硃砂 月石 冰片 二分

中白散 牙疳之用

人中白 乃 兒茶 年 黄柏 三 薄荷 古 青黛 二年 冰片 三分

柳花散 吹口清化痰 如痰壅加朴硝少許 青鹽少許 紅紫可吹

煆中白 乃 生蒲黄 乃 月石 乃 黄柏 乃 青黛 乃 每兩加冰片 二分

冰硼散 去腐 風熱

月石 乃 元明粉 二年 冰片 三分

加味中白散 治一切喉疳等症神效

青黛漂 乃 硼砂 乃 龍腦薄荷 年 人中白煆 乃 兒茶 乃 元明粉 年 馬勃 年 梅片 如重加西黄 三分 真珠 五分

喉科應用方

冰連散　清　川連一錢　冰片四分　加西黄二分

又方　化痰解毒

火硝两　月石五分　雄黄三分　姜蠶一分　冰片一分　一方多滴乳石五分　川連三分　人中黄五分

珠黄散　清　珠子　西黄　梅片一分

咽喉散　吐痰

鮮青果三个炙灰　臘梅花十朵　老式銅綠五分　金鎖匙即苦甘草三分　冰片一分　研細

冰白散　治牙根爛之類　吐痰

人中白五分　冰片二分　銅綠五分　杏仁五分　或加人中白　蜜炙黄柏

加料珠黄散

滴乳石三錢 上濂珠三分 川雅連三分 人中黄五分 西黄一分 梅片一分

冰玉散

生石膏五錢 月石一錢 姜蠶一錢 冰片三分

冰青散 清火解毒

川連三分 兒茶三分 青黛三分 燈草灰三分 煅中白五分 西黄二分

蜒蚰梅

青梅子一斤 入明礬三錢 青鹽三錢 蜒蚰不拘多少 封固磁器 三年如逢咽喉症取梅子含口中或炙灰吹之亦可

烏梅包蜒蚰 加冰片少許 開咽關神效

喉科應用方

二

先生秘藥尤靈
此藥向蘇州店家購來亦可
方載馬批全生集後頁 並抄後頁
紫金錠与秘藥同研作吹藥
或發散膏亦可用

文喉方

鵝不食草打汁服痰涎自出

又法去喉腐 西瓜霜 清散 黄瓜霜尤妙 此燥去腐

製西瓜霜法 小西瓜一个入皮硝刃白礬刃 製法見後三頁後

製硝法 皮硝一斤甘草刃水八碗放鍋中燒入盆內明日 並去污濁上下清水 用柴葉入

硝結在柴上名馬牙硝風化之後為風化硝

猴棗 研末入吹藥內吹之去痰

奥功散青藥 斑蝥 廿 真血竭 五分 製乳香 五分 製沒

藥去油五分 上麝香三厘 金礞五分 大元參九分 上梅片三厘
斑蝥去頭翅足糯米拌炒黄去米共研細末另研血竭拌勻磁瓶收
貯勿令泄氣凡驗血竭真偽以少許摩指甲上以紅透指甲者爲真
另共諸藥同研則血竭飛去故須另研凡遇喉症腫痛以此散少
許置小張膏藥上左腫貼右右腫貼左左右俱腫俱貼均在結喉
旁頸受閲五六時即起水泡揭去膏藥用銀針挑破揩淨毒水勿
使傷口見風能消腫止痛凡險症起泡尤速此法從外拔出内毒藥
雖峻厲用法甚妥真救急之良方也惟斑蝥金礞俱是極毒之藥須
不可誤入口中即拌炒之糯米亦須以磚石同包沉在大河底免致傷生

珠紅散　治一切喉症　石灰潭史姓傳應用　加冰黄
硃砂五錢　元明粉五錢　腰黄一錢　西月石五錢　百草霜少許

又
三黄散　里　腰黄五錢　月石五錢　黄連五錢　兒茶五錢　元明粉五錢　紋蛤五錢

喉科應用方

三

生蒲黄末　加西黄冰片

·青硼散　治陽症喉癬碎腐不能飲水秘方　同上

薄荷叶末　煅月石末　生甘草末　西黄三厘　青黛末　黄柏末　豬膽汁炙

冰片五厘

·月黄散　治口内腐碎　同上　川黄連各　月石五厘　研勻

·文青黛散　同上　青黛末　黄柏末　蒲黄末　月石七末　梅片七末

·咽喉十八種結症秘方　石青末　青黛末　月石末　硃砂末　山豆根末

膽礬末　元明粉末

立青散　薄荷葉六分　青黛六分　粉草末　灯心灰六分　梅片二分　金墨少許

製西瓜霜法

冬至後用西瓜一个，將切去一蓋，挖去子瓤，入皮硝及白礬及在內，用繩絡掛有風無日之處，待外皮結成白霜，拂下，再有霜出，再拂，多年約二三錢，內硝性已去，熏之將霜餘淨研末，入去腐吹口藥內用之

喉科秘藥 治咽喉七十二症俱用此吹之神效

黄柏焙 黄芩焙 梔子焙 綿黄芪晒 川黄連焙

薄荷 防風 荊芥 元參 連翹殼

細辛 香白芷 川芎 羌活 獨活

三柰 檉柳 川厚朴 苦參 粉甘草

木通 製半夏 川烏 草烏 茅蒼术

麻黄 赤芍 升麻 大黄 殭蠶

牛膝 桔梗 射干 乾葛 皁角刺

喉科秘藥

車前子　桑白皮　五加皮　牛蒡子　地骨皮
莧麥冬　山豆根　杏仁　大生地　當歸尾
天花粉　天南星　銀花　川槿皮　參三七
各一兩揀上好潔淨咀片用好新缸一隻將藥入
內加清水浸之日晒夜露四十九日取起濾去渣用
銅鍋煎之將藥水逐漸加入用文武火熬不住手用槐
柳枝攪之煎稠如糊再加入後開各藥
雄黃生　青礞石童便煅七次　乳香油炙去　沒藥炙
熊膽焙　龍骨煅　元明粉　血竭

吹藥

石燕（醋煅七次）　海螵蛸（紙包煨）　蘆甘石（童便煅七次）　青黛（分）

枯礬　兒茶末（分）　輕粉　黃丹三卞（水飛各）　梨枝灰三錢卞

硼砂七卞

右為細末入黃膏內和勻做成小餅如指頭大曬

露七曉夜放地上以瓦盆蓋之一日翻一次七日取

起置透風處陰乾收藏瓦罐內三個月方可用

之用時為研極細末每二分加後七味

大梅片　濂珠　珊瑚（各分）　麝香　西黃（一分）

輕粉（一厘）　硼砂（二分）

共為末和勻蜜收小罐以烏金紙塞罐口每以二

細料一小料約與六七元至八九元可用多人若患喉症者吹二三管即能飲食此藥奉江先生處有一餅

喉料秘藥

馬培之徵君爲孫澤人尚餘數十餅

銅吹筒取藥少許吹患上咽喉諸症皆獲神效

又方加鮮車前草紫背天葵草旱脾草金星草五爪龍草土牛膝草地丁草各二兩土牛膝

用汁同黃柏等藥浸缸內

吹喉赤麐散驗　專治喉閉爛喉痧咽喉急症橄欖膏方　雙單喉蛾不醫

查咽喉门方

老橄欖百斤揀淨　茅根肉十斤　蘆根十斤去節　鮮沙參二斤　薄荷葉一斤

金鎖匙四兩　洋馬勃四兩　黄芩二兩　元參心四兩　焦山梔四兩

川貝母四兩　苦桔梗二兩　射干二兩　連翹心四兩　大力子四兩

粉丹皮四兩　荊芥穗四兩　銀花四兩　白菊花二兩　地骨皮八兩

山豆根二兩　嫩桑葉四兩　收膏加白冰糖一斤　白蜜一斤

此方於康熙間常熟周維新之祖得自鎮江丹徒縣周姓

異人歷傳製送無不應手而愈凡遇天降紅白黄沙及風燥

喉科

之年人患喉症用此膏二錢含於口中聽其自化咽下神效無比 此方無錫侯親仁刊送

治喉痛 用金果欖五分煎湯服之 此華松齋若服一壹便亦可

青鹽膠治吐痰神效

探痰法 元明粉 另雄黄二分 右研末用二三錢調入萊菔汁以筆蘸探喉吐去老痰

喉症針少商 曲池亦好

喉症挑法 喉症初起一日頭頂上有紅點一粒將銀針挑破擠出惡血用薑汁蘸桐油擦之 過一週時已隱

雄黄解毒丸 治纏喉風急痺痰聲如鋸危急旦夕

雄黄一两　鬱金二钱　巴豆十四粒去皮油　醋糊为丸每服半分　津咽下

此方本出丹溪　雄黄能破结氣　鬱金能散惡血　巴豆能下稠涎

奉江先生与張惠生在北门牛角浜同治一有孕婦人纏喉風死

而復生　吾再惠生用此方一錢服之　應手見效　惠生云吾叔聿

青先生屢用屢效　故録之

舌菌　孟河馬氏傳　紫草　蒲黄为末上之即愈　兼治時症中青蓮紫色舌

又方　同上　瓦花　屋上青苔　雞膽盡入陽城罐内須兩个

合好煅三炷香取出入麝香　冰片一分各一分　上之再以蒲黄末蓋之

治爛喉痧　大貝母三分　指甲一分　中白半分　西瓜霜半分　橄欖

三分　珠子一分　西黄三分　月石一分　炙馬勃一分　冰片五厘

喉科

二

又方 外治異功散一切喉症神效（查全生集） 又經霜蘿蔔治喉症最佳

喉症探吐法 用土牛膝打汁傾入鉢内每鉢少許須薄放近陽光晒（當日）陰乾刮下流汁霜為度汁用時以霜拍瓶吹之痰涎自吐喉風亦效 此奉江先生（發明之）法也

秘製喉風散（治纏喉風吐痰藥） 鎮江醋一兩明礬末冰片一下將醋炒熱後入礬末拌勻（烊化熬至礬黃醋乾起出）入土地內一時取出（研末）加冰片吹之

治爛喉痧 用臭花娘草煎濃汁服之鮮者打汁

治雙單蛾 製青魚膽末 瓜霜牛卜 吹之立效

喉風 製雄丹研末加冰片吹吐痰為散

連硃散 治喉症碎牙爛 川連三兩 硃砂五 研末

法氏秘傳噙化丸 治咽喉症

西黃三分 濂珠三分 琥珀三分 竹黃七分 薄荷葉 川貝五分 人中白 梅片一分 用生地黃切片井河水各半浸透打爛和末為丸

喉癬 欖茄或楂茄細嚼咽汁

喉科

三

眼痈 用銀硃少許自己口唾調敷外貼青蛇皮即散惟

銀硃切忌入目

治紅眼 用兔膽化水點之效 此方劉鶴生姨太太傳出吾家尚有兔膽丰只能行方便

治風熱內蘊眼沿破爛久不收功 用小兒口中吐出蛔蟲或大便瀉出蛔蟲焙乾加梨好爐甘石極細末隨搽隨愈

眼丹 雄豬膽个叁 黑棗三枚 同熬數日 打泥 加冰片少許搽之或用合子 一日即愈

瓜入生礬懸風口以礬搽眼

自生努肉 荸薺粉點之 又法針兩風府穴

眼科

爛眼沿 水飛蘆甘石 膽礬 冰片 先將雞子煮熟取油入蘆甘石等點之

眼癬 白明礬一味裝入香瓜內掛風處待乾取下取礬研末加梅片少許點之併治紅眼神效

爛眼沿 膽礬一錢 黑棗五个 先將棗煮爛去皮核同礬打爛如桐子大每日以礬棗在患處週圍揉之七日愈

眼蛇 眼中出紅線如蛇用芫花生絲切去

張村王月波眼科家傳方

西月石三分 荸薺粉二分 製蘆甘石八分 大梅片一分 加西黃少厘

賽空青 製甘石五分 海螵蛸三分 石決明三分 荸薺粉三分 月石三分 冰片一分

元寸一分

紅眼藥 製甘石五分 月石三分 辰砂二分 荸薺粉二分 梅片二分

白眼藥 製甘石五分 荸薺粉三分 月石五分 梅片二分

眼科

水眼藥　白眼藥加元寸硃砂
文方　製甘石兩　蕤仁霜錢　黃連炭錢　荸薺粉錢　月石二錢
川芎炭　桑螵蛸錢　濂珠五分　西黃三分　梅片錢　元寸
醫膜遮目水點良方　分驗　杏仁錢　青鹽三錢　川連三分　明礬三錢
膽礬錢　花椒十八粒　烏梅錢　荸薺共放椀內用河井水浸藥
用針穿線一枚浸藥內七日待針化盡爲度臨用銀針搽水點之　奇效
眼眶生珠方　驗　用生半夏磨細人乳點珠內上即消
眼痛　用山藥貼太陽穴
目盲方　徐霊胎云一人頭風痛甚兩目皆盲偏求良醫不效　用
野莧菜煎湯薰目日漸見光竟以復明　本艸載莧通
九竅其實主青盲明目

二

救命八厘散
土鱉去頭足 半夏焙 乳没
血竭 歸身 硼砂
自然銅 骨碎補 各等
研末服八厘 骨自
接形自下

治打傷血出不止
用棉油將雞毛蘸
上自冷則止手再蘸
上血即止服珠黄人
參否則一晝時出
汗而亡 猩絳炭
京墨亦效

傷方七味(厘)散 麝香半分 冰片半分 硃砂錢半 紅花五
乳没各半 兒茶兩 血竭兩 同研末
鐵扇散 象皮半 白龍骨半 陳石灰兩 松香兩
枯白礬兩 白膠香兩
治刀傷 桂元核研末 又白(陳)蠟最妙(亦治跌血等症) 又降香末亦可
又西洋十寶丹 查全生集尤妙 回生丹 查經驗方
偷雞方 傷方 川草烏各 細辛半 歸尾五 白芷半
六軸子半 蘇木同打末 酒煎服

傷科

一

又傷方　用醋与燒飯米打爛敷傷處覺癢

治刀傷出血　用陳白蠟摻之立止

治撞傷出血（跌傷）平塊法　用白蜜与女人面粉調塗即愈　此方先生常用之　青塊即愈

加減回生第一仙丹經驗良方

統治跌傷壓傷刀傷銃傷割喉弔死凍死驚死溺死凡一切火燒傷鉄器傷木器傷遍體鱗傷骨折筋斷腸出腦流即死氣已絕只要身稍軟用此丹灌下少刻即有微氣再服一次即活至重傷不過三五服大便下紫血更宜此方

豫章彭竹楼氏部出宰直隸道光初年傳出秘方原方載入驗方新編內有巴霜相平無當歸又寸香用三分改

經名醫精心思索恐巴豆霜性熱且係峻下之品身弱
以及傷重出血過多者不甚相宜是以減去巴豆增入全當
歸及又以寸香力輕加重本較原方神效用
活大地鱉蟲 研細末淨末須擇活大而公者 公者尾尖母者尾圓
用快刀截為兩段每個用磁碗蓋好放潮地土上一宿次日
開看能自接成行走者方為力大去足瓦上木炭文火焙黃
研末小而無者無力有翅而死者毒傷人不可用
自然銅 研淨末二錢 此藥須揀道地真材放瓦上木炭火
燒紅入醋內淬半刻取出再燒再淬連製九次入藥 淬音凄醋內泡入也
真乳香 研細淨末二錢 此藥須揀形如乳頭黃明如膠者真每
一錢用燈草一分半沙鍋內同炒与燈草灰同研吹去燈草灰
另研細
真陳血竭 研細飛淨二錢 此藥須揀味甘稍帶鹹味色赤抹指甲上

傷科 二

能染透者為真其味大鹹帶腥氣者是海外血係究有毒
不可用切忌
真辰砂 研細飛淨末 此藥須揀真正辰砂川砂不可用
金當歸 研細淨末 此藥用陳酒泡製透沙鍋炒乾研細
真正當门子 五 堅要頂上當门子
以上七味務須親揀道地藥材如法泡製稱準分兩真研
極細末藥不真不效製不透不效分兩不準不效用小
瓶盛入每瓶一分五釐為一服
用蠟封口切勿洩氣遇受傷人即用一瓶以好黃酒沖無好者
尋常黃酒亦可能飲酒者多飲尤好使瘀血下行小便減半
重傷者三五服輕者一二服立效倘致命重傷務以數瓶
敷之更效尤速傷非致命即不用敷凍死放暖屋中不可
近火溺水死須令吐出水來割喉者將頭喉扶正合住刀口用

生松香末 生半夏末 生研細末在傷口周遭厚厚敷緊外用膏藥周圍連好肉一併裹住再用布條圍裹用線縫好一月平復如初腸出者用好醋一盃煎熱不可太熱尤不可凉托腸入盃洗之隨洗隨收入用尋常膏藥加此丹貼傷處溺水死不可令泄氣以上均即服藥一切諸傷以及傷處切宜避風忌房事氣惱如傷及心腹疼痛乃瘀未淨用上白沙糖一二兩水沖服代茶飲之 柔受傷人牙關緊須用生烏梅擦牙即開用生半夏擦兩腿亦開倘氣絶者須打落一齒灌之起死回生之聖方也

治微傷作痛 木香 延胡索 研末放膏藥中貼

金鎗藥 軍中用 降香末灰及 白芷 二錢 炒焦 半夏 三錢 炒焦 研敷

治傷骨節疼痛 六軸子 俗名烟茄 泡浸搽

跌打損傷方 驗極 杜仲 二錢 紅花 二錢 川烏 二錢 薑炒 當歸 三錢 酒洗 蔴子 三錢

傷科 三

、刀傷方見外科
十八頁前面

大茴三錢 寄奴三錢 桂枝三錢 赤芍三錢 風藤三錢 功勞子三錢 五加皮生
米仁四錢 草烏三錢薑炒 茴草四錢 枸杞子三錢酒炒 青木香三錢 酒煎服
如重者加白頸蚯蚓 韭菜地鱉虫等 天狗炙研合用

、桃花散 治刀傷打破止血犬馬咬 合驗
風化石灰一斤 生大黃一兩 將二味拌鍋內炒候石灰桃花色除去大黃收
貯敷 如肉痛服炒灰三分酒下 將炒過大黃一兩加陳小粉一兩研末
不拘腫毒醋調四圍敷之即愈 又生肌 人參共末搽上

香椿樹皮煎湯服治瘋犬咬立愈

治瘋狗咬 用生軍三錢 桃仁七枚 地鱉蟲七枚 白蜜三錢溶入 水酒一盃煎服 若被瘋狗咬瀉惡血非瘋狗便瀉而已 或服藥肆抵當丸數錢亦可 按此方分量似嫌太輕宜視病之淺深而加減之

服玻璃腹痛 用糯米粉同赤小豆研末蒸熟多服 再用西藥萆蔴油瀉之

蛇咬 蜈蚣十条 斑貓十六去頭足 全蠍六十去頭足 蓽茇 又角刺 又五味 姜 大蒜存性 研末酒沖服三錢 二三次愈 方係正頭傳

治毒蛇咬 以繩紮傷處防毒氣走竄 用醬壁虱塗至紅腫處 再用麻繩向下刮去至綠黄水為度 此行脚僧所傳也 有人目覩致驗

又方 蜈蚣十条 全蠍十只 炙灰酒服 雖狂叫不妨 一句鐘

救急

內重用大黃濃之之不必糯米湯點心　咬傷處用活蠹
蛆與白泥糖打爛敷之　上用油紅頭繩緊紮重圍雖脹痛
不能救鬆以防毒氣上走三關　咬處爛用清涼散須一
二月收口　治愈不少（此方老方照傳於聽差阿祥之父藉此包看阿祥目覩）　非毒蛇咬可減輕蜈蚣全蠍

又方

鮮地蜈蚣（要善）　鮮仙人對坐草（要藥）　旱半枝蓮
水半枝蓮　四味絞汁服　如眼花加白扁豆花
（此方雪浪小鄉人阿胖所傳）

治心中難過按摩[illegible]法（此廣東人傳先生親見之）

用雄雞毛在心胸前後背擦之有白毛紅毛擦出在肉外一寸病深者是紅毛針者則用真糯米粉与雞蛋白搽之毛自在團中病勢遂愈

急救服洋火
地漿水一大杯
綠豆一大碗 不可開化
金汁三兩

急救服洋火方 生大黄半兩 蘆薈半兩 硼砂三錢 生礬三錢 共研細末調雞子白二十枚灌服喉即瀉屢驗 又方取薑汁一大碗灌之亦可

魚骨哽 盛雲仙方
砂糖和醋並一口吞下
骨軟如綿

魚骨哽法 食魚不慎被骨所哽即用魚之眼睛豆腐衣包好吞下其骨即化何魚所哽即用何魚之眼睛可也 此方孟河馬傳

救急

一二

巳戌丹　专治瘋狗咬及毒蛇咬傷以藥少許點眼角男左女
右點後水從眼角下
大梅片三分　碼瑙以火煅　红硇砂一分五厘　大硝清水洗另研三錢
當門子三分　雄精三錢　濂珠燒存煅　本
右藥如法以製研極細末勿令洩氣

治人咬　龜板燒灰敷即愈

誤吞水銀吃麵粉方　用開口椒三錢去蒂開水下水銀收在花
椒內大便而出

治吃生烟　柿漆一杯服下嘔出即無妨

誤食瘟豬肉毒　芭蕉根打汁服　吳茱萸

蟹柿同食則腹痛吐痢　丁香　木香　煎湯服之即解同上

火傷方　抄在外科弍頁內及十頁內

蜂螫　芋切片擦

、瘋狗咬　凡痴狗咬畏風見人發狂一咬之以毒入陽明凝結成為痴塊故一方服抵當湯轉入大腸而下血塊

用蟾蜍生打絞汁服至咬傷處出血為度

又方　用蟾蜍生心肝豆腐衣吞之最為迅速熟者無效

蛇咬　用蜈蚣頭尾研末屢服至兩眼花不見有金星為現毒可解矣如畏服此方服下方

又方　陳旱烟筒梗截斷煎湯服初服不辣如糖湯服至口中味辣咬處滴盡黑水毒可盡也　凡種菸家〻無蛇物理相反也　以上四方張硯芸見於古書用之頗驗

起死回生膏　内府秘傳

人參　川烏　草烏　黄柏　黄芩　山梔　連翹　防風
荆芥　白芷　苦參　玄參　羌活　獨活　當歸　川芎
官桂　牛膝　木瓜　藁本　甘松　山柰　蜂房　蟬退
蛇退　白术　蒼术　白芨　白蘞　杏仁　桃仁　牙皂
海風藤　桔梗　柴胡　半夏　南星　黄芪　皂莢　三稜
莪朮　藕節　薄荷　紫蘇　細辛　陳皮　厚朴　枳殼
枳實　藿香　木通　甘草　僵蠶　知母　天麻　前胡
膏藥　一

蒺藜 木賊各二兩 蜈蚣二百條 紅花 蘇木 益智仁各 赤芍
白芍 生地一 熟地 血餘各四兩灰湯洗 天冬 麥冬 香附各二兩
風子肉八兩 烏蛇鮮一條陳二條 大附子乙隻 白丑 黑丑 首烏 桑皮 花粉
丹皮 五加皮 紫河車 白茯苓 赤茯苓 威靈仙 山甲各三兩
木鱉 番木鱉 川楝子 見腫消 蒼耳子 鳳仙根 大茴香
小茴香各四兩 艾葉 秦艽 肉蓯蓉 補骨脂 兔絲子 五味子
龍膽草 山慈姑 大腹皮 草豆蔻 荸薺 遠志 杜仲
續斷 草果 葛根 豨薟 澤瀉 薔薇根 漏蘆

貝母　甘遂　大戟　虎骨　大黄　全蝎　青木香

陽起石各二兩　鱉甲四兩　桃柳榆槐桑楝楮各七條每條七寸

右藥共一百廿九味用真麻油三十斤煎枯去渣熬至滴水成

珠將飛丹官粉各四兩密陀僧四斤收之後離火再入後細藥

阿魏　乳香　没藥　血竭　龍骨各二兩　廣木香一兩　雄黄　硃砂各五錢

麝香　蟾酥　陳香　降香　樟冰各二兩　兒茶一兩　五靈脂分

川椒一兩　輕粉五分　以上十七味製為細末收入或緞或布攤貼

此膏無論內外大症對病治之無不立效治病甚多難以書

膏藥

明以意參之可也

嚴文靖公秘傳膏藥方

蒼耳頭 牛蒡子 黃花地丁 白花地丁各一兩焙 鮮者尤妙 連翹 羌獨活

白芷 川芎 忍冬花 川山甲 巴蕉根 百草霜 蜈蚣

蟬退 細辛 扁柏 赤芍 大黃 生大黃 花粉各一兩

黃連 鳳凰衣 五錢各 黃芩 姜蠶 半夏各七錢五分 黃柏一兩五錢

麻油五斤 熬枯去渣至滴水成珠 加飛丹二斤半 淨松香收之

此治癰疽發背疔瘡及寒濕氣筋骨疼痛 百發百中 效驗如神

趙府膏藥方

川芎 白芷 生地 熟地 當歸 白术 蒼术 桑皮 陳皮

香附 枳殼 烏藥 半夏 青皮 白芨 白斂 首烏 細辛

知母 貝母 杏仁 黄芩 黄連 黄柏 大黄 銀花 山梔

柴胡 薄荷 赤芍 木通 桃仁 白蒺藜 玄參 桔梗 猪苓

前胡 升麻 麻黄 靈仙 牛膝 杜仲 山藥 遠志 川斷

良姜 甘草 連翹 白蘚皮 茅术 茵陳 地榆 防風 荊芥

羌活 獨活 五加皮 苦參 姜蠶 天麻 南星 川烏 草烏

膏藥

三

清風藤　巴豆　芫花　蜈蚣　五倍　益母草　兩頭尖　大風子
蒼耳子　桃柳榆槐桑楮楝枝各七寸　右藥七十二味各五錢切片
用麻油十二斤浸春五夏三秋七冬十日文火煎枯去渣再煎至滴水成珠
加飛過黄丹五斤徐徐投下收之臨用加細藥摻上
乳香　没藥　血竭　輕粉　韶粉　片腦　龍骨　海螵蛸　樟腦
赤石脂　麝香各五錢　共為細末摻膏上止痛生肌去瘀調血如摻
不必令許多分兩隨合隨用可也　此膏治五勞七傷無論男婦遠
年近日勞傷咳嗽痰喘氣急左癱右瘓手足麻木遍身筋

骨疼痛腰脚軟弱偏正頭風心氣疼痛疝氣跌打損傷寒
湿脚氣癰疾痞塊遺精白濁赤白带下月经不調無名腫毒
瘰癧癢瘡或誤服輕粉筋骨疼痛惡瘡腐爛或流黄水
或出膿血貼此可以治根

趙府膏藥隨病應貼穴道　宜细按勿誤

痰喘氣急咳嗽貼肺俞華蓋膻中三穴肺俞在背上椎骨兩旁開一寸五分膻中在两乳中间　左癱右瘓手足麻木貼兩肩井穴兩曲池穴肩井在缺盆上对曲池在手腕曲夹　男子遺精白濁婦人赤白帶下

月事不調血崩漏貼陰交關元穴陰交在臍下一寸關元在臍下三寸　瘧疾貼臂男左女右　腰痛貼命门穴在背

膏藥

四

上拾椎骨上　小腸疝氣　貼膀胱穴在腰十七椎骨上各開一寸五分　偏正頭風　貼風门穴在二椎骨旁与肺俞上下　心氣痛　貼中脘穴在心窩至臍對折是　走氣骨　貼兩章门穴在季脇端骨尖上　寒濕氣痛　貼兩三里穴在膝下大筋邊　無名腫毒与跌打損傷　俱貼患處

治骨哽 用二指劍訣畫在水中服
⿱雨⿺鬼戀 ⿱雨⿺鬼化 ⿱雨⿺鬼風 ⿱雨⿺鬼雲 ⿱雨⿺鬼龍 ⿱雨⿺鬼雨 ⿱雨⿺鬼鳳 ⿱雨⿺鬼戀 ⿱雨⿺鬼化

治外症 消散書符
⿱雨⿺鬼子 ⿱雨⿺鬼震 ⿱雨⿺鬼乾 ⿱雨⿺鬼坎 ⿱雨⿺鬼氣 ⿱雨⿺鬼血 ⿱雨⿺鬼雨 ⿱雨⿺鬼分 書符八道念咒八遍咒曰
大金刀砍斷大红沙 小金刀砍斷小红沙 天缺人來補 地缺人來添 有朝雲霧起 天與地相連 三次為一遍々々吹鎖七次移七次
符 霍天除 地除 年除 月除 日除 時除 刻除 金坎土の除 此除此除化為金鐘大除
符 霍熱變即涼 腫變即消 鎖在患變 移在空變

治蛇丹火丹癤丹咒語 黑々洋々 我今治水萬病無妨 青蛇丹 白蛇丹 家犬丹 野火丹 左傳天地神 右傳天地靈 禁山山為禽 禁海々為乾 不出膿不出血 斬柳斷 斷柳茅[illegible]
奉太上老君急々如律令勅

祝由科

治瘧法　三陰間日瘧　呪曰　吾從東方來路遇一池水　水裏一條龍九頭十八尾問伊吃甚麼只吃瘧疾鬼　不論桃杏栗或乾菓一枚念一遍吹氣一口在菓子上連念七遍吹氣七次即將菓子令病人食之須於五更時雞犬不聞面東立念之忌食葷腥生冷

收箭方法　頭髮桃頭高粱在痛處摩口呪曰天箭地箭人箭鬼箭射在壁脚壁角不射我身　用炒山甲片五白徽澤蘭各三錢酒煎服

三陰日瘧靈符

顯神頂迴

用青葯壹張寫在青葯紙上貼在頭角上中

此符的字要一口氣寫畢不可轉氣立效如神

治蜘蛛丹咒語　用木梳香上薰咒曰　長脚蜘蛛短脚蜘蛛東望角做窠西望角做窠勿到我面上做窠

治间日瘧　甲李天寶　乙李天寶陳有年　丙陳有年　丁陳有年時良田　戊時良田　己時良田柳门人　庚柳门人　辛柳门人壬芽睡　壬　壬芽睡　癸壬芽睡李天寶　如起病甲日寫甲字下寫李天寶放膏藥上貼第三脊骨上寫雪片糕上吃之可下微此

治失魂咒　蕩蕩遊魂何處留存三魂早降七魄來臨河工野外墳墓山林丘壑怪異失落真魂要請山神五道遊路將軍當方土地家宅灶君吾今差使着伊搜尋收魂附體助起精神天门開地门開千里童子送魂來失魂人○○○吾奉太上老君急急如律令敕　一口氣

祝由科　二

令下苦念七遍書七敕　用米布包從上至下男左旋
女右旋點香三炷
治一切外瘡疔瘡　用筆從大圈逆漸收小圈
黑黑陽陽日出東方神筆在手　弟子　要收三十六種無
名腫毒七十二樣疔瘡筆筆仙方上要收清清雲消散下要
收海底泉乾一收龍二收虎一收不發熱二收不作寒
三收不作膿四收不出血要收全消滅要收南斗六星北斗
七樞吾奉太上老君急急如律令敕
手指空畫敕令七遍念七遍
治破傷出血　朝對東方太陽下午對西邊太陽用黃紙一張搓成團
呵七遍手念七遍貼在傷處
咒曰　日出東方一點球手執金鞭倒騎牛　三聲喝斷長
江水禁止紅門血不流

。陽和湯天熱亦可吊露　。番木鱉去油可服二分（又小兒）

。五靈脂花蕊石亦能止血　、鐵線粉即圓棗　、水楊

柳根養陰退熱　。白茄根即蒼耳子根

（複去之）白玫瑰橘葉疏肝氣乳岩　、紫草膏可去瘡毒

。紫金錠生肌發散　。萬應錠亦消　、對口辨真偽真

對口底硬偽面硬　（複去之）敷藥芒硝塗　又方白礬塗用

延調冰片一味能消堅散火收功

。十香膏　六科準繩　服可治腸癰頭痛立止　外症神效

△正對口：屬督脈經，氣上行於輕，毒氣易出

△偽對口：屬膀胱，天寒下行於重，毒氣難出

一龍涎香白者佳以雞湯化之 冰（被）片一味散結用（能清）硬塊散火收功

治外科（症）陳法固不可廢亦不可拘泥而不變至囑 一臀上開刀柱

開 腰横開 面横開 虎口横開 背柱開

一臀塊炒入膿毒內即消（毒）收口

硫黄水銀煉成銀硃 硃砂天生正質硫黄水銀合成

龜版末服能還本質生出小龜切戒切戒

一蕁蒜与鱉魚同食殺人又莧菜与鱉同（食者）殺人

一製附子不可与川貝母同服服之昏麻一晝時

一萊菔制麵食毒 淡豆豉湯解（清）雞子積

一口外一圈發青者輕紅熱即中暑丹痧也

·殺壁虱　高粱浸樟腦

治頭虱　銀杏搽之

服蒜口臭　食烏棗一二枚　又白糖泡湯服之

服西藥金雞納霜不可與油物同食　使人斷腸而死　有一兒與油豆腐桿同食腹痛異常　不可不知

雜録

此本普救丸起救飢方止存心濟世之意也

兵荒救飢

豆青黄隨用七斗　脂麻黑白不拘三斗　並淘淨即蒸過即曬，曬乾去殼，再蒸再曬，凡三次，搗極熟，丸胡桃大，每細嚼一丸，津咽下，可三日不饑，諸無所忌，所費不多，一料可濟萬人　王孟英飲食譜，下同

救飢方

紫花地丁一名如意草，不獨消癰疽也，研餅益氣，為救荒佐草，生嚼無草氣，故可與諸草木並咽食充飢

守山糧

用堅實蘆菔不拘白赤，洗淨蒸熟，候半乾搗爛，再以粳米舂白浸透，蒸飯搗如糊，二物等分合杵，勻泥於壁上，待其自乾，愈久愈堅，不蛀不爛，如遇兵荒，敲下拳大一塊，可煮成稀粥一大鍋，食之耐飢，或做土坯式砌牆亦可，有心有力者不可不知

救飢

芡實根可煮食——

辟穀救荒

黑豆淘淨蒸極透，曬乾，如是三次，九次更妙，磨細末　柿餅去蒂核，與豆等分，搗丸雞子大，每細嚼一丸，津液嚥下，勿用湯水，可終日不飢，遠行攜帶甚便，且可任喫諸物，略無所忌，又能滋補脾胃，而治噎食便溏等病

醫理精參秘妙論

醫理精參秘妙論

《醫理精參秘妙論》不分卷，清孤抄本，二册。撰者不詳。無序跋、目録。封面有破損，存兩枚朱文方印，惜辨識不清。此書抄録時間不詳，書中『玄』『弦』均缺筆避清諱。正文首葉有『中華書局圖書館藏書』印。原書重訂爲金鑲玉裝，扉葉爲原書封面，書高二十四厘米，寬十五厘米，有行格，四周雙邊，半葉十行，白口，影印本翻成黑白後朱絲欄不彰。原紙高二十點二厘米，版框高十七厘米，寬約十一點五厘米。

是書主要論述中風、中寒、傷寒、風寒、中暑、瘧、痢、霍亂、氣、血、燥、火、痰、痰火、濕、濕熱等十六種病症，引經據典，參以己見，闡釋病症的病因、症狀、治法、兼症等；後載治療主方，包括主治病症、藥物組成以及服用方法等，或增載效方。如論傷風，引劉河間、許學士之言，辨證論治，著者則進一步闡釋傷風與傷寒之异同，以及傷風的具體治療，并引用明代方隅《醫林繩墨》言『有汗當實其表，無汗當發其表，凡發不可大發也，又當以疏泄之』。其後載桂枝湯、桂枝葛根湯、紫蘇湯、麻黄湯、芍藥湯、雙解散、二陳湯、十神湯、羌活冲和湯、防風通風聖散、參蘇飲、葛根湯、麻黄十神湯等十三首主治方藥。論火症，引《内經》《脉經》之論，丹溪、東垣之言，著者則進一步闡釋具體藥物，如黄芩瀉肺火，芍藥瀉脾火，石膏瀉胃火，柴胡瀉肝火，龍膽草瀉膽火，木通瀉小腸火，大黄瀉大腸火，玄參瀉三焦火，梔子瀉膀胱火等。後載火症主方補陰丸、六味地黄丸和八味地黄丸。

再如論瘧，引《内經》之言，論述瘧病的主因爲痰。夏秋有傷胃脾，脾胃不能運化，聚而成痰，及秋陰生而陽爲内，主痰不得出，故寒熱交作而成瘧。根據瘧病的不同症狀，分痹瘧、濕瘧、温瘧、牡瘧、痰瘧等，并分述具體治療方藥。其後著者又引論《醫林繩墨》語，『瘧疾，初宜發散，用解之藥一二劑；次宜和解，用清熱之藥一二劑；然後發至四五次，方可行截。不然截之太早，則腹中作脹，飲食難進……』予以闡發説明。後載常用七種方劑，包括小柴胡湯、四獸飲、二陳湯、理中湯、十全大補湯、平胃散、四物湯，并附十二首效方，包括柴芩湯、加減柴芩湯、治感寒瘧方、治傷食瘧方、治受熱瘧方、治受勞苦瘧并久瘧方、聶久吾截瘧妙方、治瘧極驗方、治瘧神方、截藥煎劑方、治三日兩發瘧方、人參平瘧丸等。

是書引醫籍之論、醫家之言，參以己見，對常見十六種病症進行闡述，并載具體方藥主治病症、方藥組成、服用方法等，對初學者有一定裨益。

（熊　俊）

目録

醫理精參秘妙論

中風

風為四時八方之氣常以冬至日自坎而起候於八方之風從其衝來者主害萬民物若不從

內經曰：邪之所湊，其氣必虛。風之中人，其中必重。蓋中者中入於內，拔之而難出也。惟體虛者多有是病焉。因其營衛衰，真氣去，則風邪易入。然其病有中臟、中腑、中血脈、中經之不同。中腑者多着四肢，為表病，而脈浮，惡風惡寒，拘急不仁。治宜以小續命湯汗之，得小汗為之而復也。中臟者多滯九竅，為唇緩鼻塞，失音，耳聾而眼瞀，大小便秘結，痰涎壅盛，不能言語，危甚。風熱急宜以三化湯、麻仁丸下之。中血脈者病左半表半裏，口眼喎斜，語言

世俗未有心痰涎不利手足癱瘓宜以二陳湯加竹瀝姜汁若
名為虛賊外有六經之形症則從小續命湯加減以發其表汗
風之為病有通聖散辛涼之劑兼治其裏若内便溺之阻隔
体虛者則肢不能舉口不能言此中經也宜大秦艽湯羌活愈
中之六經風湯先補其血次養其筋為癱瘓者有虛有实經
形症太陽所謂土太過則令人四肢不舉此膏粱之疾非肝腎
經頭痛身之虛治宜瀉之令土平而愈用三化湯調胃承氣湯
熱背強陽選而用治致若脾虛之人亦有四肢不舉但所中之
陽明經症痰涎言語或不利治宜十全大補湯及四物湯去前
目痛鼻乾以當正也經云治風先治血血实風自滅正此謂歟

不得卧只　諸書俱謂外中風邪。惟劉河間作將息失宜水不
陽經症耳　制火上炎。而不若東垣謂地有南北之殊。病因有感
聾脇痛寒　受之異也。蓋西北地高。東南地卑。西北之說中寒如
熱嘔口苦　因風土太寒。說食腥羶葱韮。酒麵助熱生風。動火生痰
太陰經症　痰而然也。宜用三化湯、承氣湯、通聖散之類。東南
腹滿自利　之說中者。則因濕生痰。痰生熱。熱生風也。宜以加味
咽乾少陰　三陳湯加苓連之類。以為治之要。並不可用辛
經症舌乾　中風多發之時。未可施於中風卒暴之際。再若
口燥厥陰　臟腑之證具宜非急用三化湯與續命等湯寧保
經症煩滿　起死回生乎。從之要訣。人說稟有虛實。則受病有

囊病

重經體之學者，多由感而傷，体之虛者，每每得而中。今局方、率以外中而以內傷熱症混同施治，其載方書，害人非輕。夫外感者病在表，為有餘；內傷者病在裏，為不足。然皆由血虛有痰，或挾火与濕，治宜發散補養之劑。是凡外中風邪，是五臟之病者，十有九死。苟得此病于中倒之時，不可令臥，必使人扶之坐起，用法調治。初宜急搐人中，候醒，次用搐鼻取嚏，或以牙皂、細辛末吹嚏，用以鵝翎絞痰。三者之間，得嚏得嚏可治也，否則難救。若中倒之時，言語得出一二句方

可用藥。宜二陳湯爲主。加竹瀝、姜汁。氣虛者服
四君子。血虛者服四物湯。氣實者加枳朴山查。血實
者加桃仁紅花。有火者加芩連山梔。脾虛者加白术
茯苓。胃實者加枳實大黃。痛甚者口眼喎斜
不能言語。皆用吐法。宜瓜蒂散、稀涎散吐之。若服後
不吐。此爲氣不能轉者。爲不可治。設或氣虛卒倒
者。參芪補之。挾痰者二陳湯加參术竹瀝與之。血
虛挾痰者用姜製南星歸身。更加二陳竹瀝與之。半
身不遂。此痰多。亦宜前法二陳調治。肥白人多
濕。少加蒼术。瘦人多火多加芩連。貝或黑還風屬氣來

虛，以參芪補之。小便不通，不可用利藥，如拖延自利。設口不能言者，為心絕；唇吻手撒者，為脾絕；眼合直視者，為肝絕；遺尿面黑者，為腎絕；鼾睡自汗者，為肺絕。此名脫症。若止牙關緊閉，兩手握固，則為閉證。閉證則可以蘇合丸、香九、牛黃、至寶之類灌之。如是脫證，惟宜以大劑理中湯灌之。許學士云：氣中者，亦類中風，因于七情所傷，暴怒傷陰，暴喜傷陽，故鬱怒不舒，氣多厥逆，初得便覺牙關緊急，四肢逆冷，手足顫掉而撲去者，此中氣也，不可同中風論治。如以風治，殺人必矣。蓋中風身溫且氣

此逆脫症，治在不治，惟大進參附，或可冀其萬一。

痰涎中之氣卑冷至無痰涎之氣宜以蘇合香丸
灌之俟醒後以枳梗二陳湯治之為妙脉從中
風脉浮滑兼痰氣、甚或沉滑、勿以風治、或浮或沉
而微而虛、扶危降痰、風未可疎、浮遲者吉、急疾者
死、

愚再按風之中于人也必從外入由其腠理空虛臟腑
不實故直中於內而無阻滯者也是名中于心則失
音不言中于肝則眼合難開中于肺則自汗不收
而寂噫不來中于脾則牙關緊急而探吐不得中於
腎則遺尿昏倦而醒不知人此為五臟直中之症

救之必難若是一症當從收治設或二三經中則邪
勝于正死期必矣若中經中腑之症口眼歪斜左
癱右瘓語言不遂痰涎壅盛自汗惡風便溺阻
隔此敗而治之症但偏從旨而治之又有肝木之
邪盛勝脾土之氣衰木能生風而導泄脾氣則得為
症中有似中風之症者亦類中風而治之以陳加
減用之可也至若痰壅上者則先吐而後中痰壅下
者則先便而後中二者皆正氣空虛不能至不足少
甦醒者可治如昏不知人者難治又有東南之人皆
是濕土生痰之生熱之生風是中者但甲乙之四得治

実鑑云凡
大指次指
麻木或不
用者三年
内有中風
之患宜服
愈風湯天

麻九薄之喬云預防者當養氣血節飲食戒七情遠帷幔若服前方當遠以招風取中也斯言誠然

並有痰涎壅塞而無言語蹇滯並有便溺阻隔而無眼合遺尿用參連二陳湯從其輕重加減調治可也又有心事拂鬱何為大怒詐之不能省起一時而中者亦宜二陳湯清氣豁痰或有內氣不充飲食不調風寒拂鬱而中者亦宜二陳湯消導兼寬中亦有勞力太過精神竭盡而中者其症頭暈自汗亦收而醒宜以補中益氣湯用治亦有房勞太虛精神斷喪而中者其症冷汗自來神思昏憒宜以十全大補湯調治由此論之皆謂中風之症亦未嘗有似中風之形也自當分而辨論大概

真中風之症少，類中風之形症多。真中風者難治，類中風者易治。中臟者難治，中腑者易治。此治之大端也。

治法主意：真中風見者，決不可治。類中風者，当以二陳湯爲主，不若治風先治血，血行風自滅。

中風主方

小續命湯　治中風外有六經之形症，中風自汗者不可重發汗，此藥不可輕用

麻黄　人參　黄芩　白芍　附子　防己

桂枝　川芎酒洗七　防風七　杏仁　甘草炒　姜三片水煎

三化湯 治中藏內有便溺之阻隔

厚朴 大黄 枳實 羌活

各等分水煎服以利為度

麻仁丸 治腸胃熱燥大便秘結

厚朴去皮薑製炒 芍藥 枳實麸炒各半兩 大黄蒸焙一兩 麻仁別研二兩

杏仁去皮尖炒各半

右為末煉蜜丸如梧子大每服廿丸臨臥用溫水下

大便通利則止

二陳湯 理一身之氣治一身之痰

陳皮 白茯苓各一錢 半夏一錢 甘草五分

姜三片水煎服 如下行加引下藥如防己黄柏木通之類 如上行加引上藥如升麻防風柴胡之類

防風通聖散 治中臟風熱壅塞表裏三焦皆實及諸風等症

防風 川芎 當归 白芍 大黄 芒硝 連翹 薄荷葉 麻黄各分 石膏 桔梗 黄芩陰几 白朮 梔子 荊芥穗各二 活石五分 甘草五分

姜三片水煎服

大羌活湯 治中經外無六經形症內無便溺阻隔血弱不能養筋故手足不能運動舌強不能言語宜養血

而筋自柔

黄芪 甘草 川芎 當归 白芍各等 細辛一分半

羌活 防風 茯苓 白芷 白术 生地

熟地各等 獨活 白茯苓 石膏各等

夏月加知母 天陰加生姜三片 心下痞滿加枳實等

羌活愈風湯

羌活 甘草炙 防風 防己 黄芪 蔓荊子

川芎 獨活 細辛 枳殼 麻黄去根 地骨皮

人参 知母 甘菊花 薄荷葉 白芷 枸杞子

當归 杜仲炒 黄芪 柴胡 半夏 厚朴以姜汁製

前胡 熟地各二 白茯苓 黄芩各二 生地
苍术 石膏 芍藥各二 玉桂一
右㕮咀水二盅煎一盅温服夫冷加姜三片

調胃承氣湯 治太陽々明不悪寒反悪熱大便閉結
譫語嘔渴日晡潮熱脈實者
大黄六七半 芒硝一合 甘草一二
以劑為變方中除枳殼厚朴無犯上焦也

十全大補湯
當歸二 川芎 白芍 地黄各七半 白术
茯苓各二 人參二 炙草七 黄芪 肉桂 水煎服

四物湯 補血要藥

當归 川芎 白芍 地黄各等分

水煎服

大承氣湯 治陽邪入裏上中下三焦皆痛痞滿燥實堅皆全胃實譫語五六日不大便者可服 並治少陰舌干口燥日晡發熱脈沉實者

大黄七錢 只實 厚朴各一兩 芒硝半

右水先煎只實數沸次入硝黄煎一服沸温服以利為度

只桔二陳湯

枳殻 桔梗 陳皮 白茯苓 半夏 甘草

姜三片水煎服

四君子湯 補氣要藥

白术 茯苓各等 人參半兩 炙草五分

瓜蒂散一名獨聖散 治中風膈實痰壅及諸癇痰飲壅塞

等症

甜瓜蒂一兩炒黃色右為細末每服五分或服一字量人虛

實用之以酸齏汁調下以吐為度吐罷宜服降火藥

利氣安神定志藥

稀涎散 治中風痰涎壅塞口眼歪邪隔塞不通等症

白礬一兩半生半枯 猪牙皂角四莢去皮弦炙

右為細末每服一二分温水調下以吐為度

蘇合香丸　治傳屍骨蒸疰忤鬼氣卒心痛霍亂吐利時氣鬼魅瘴瘧疫痢瘀血月閉痃癖丁腫驚癇中風中〻氣痰厥昏迷等症

白朮　青木香　犀角　香附（炒去毛）　硃砂（水飛）

訶梨勒（煨取皮）　檀香　安息香（另熬膏）　沉香　麝香

丁香　蓽撥　龍腦　薰陸香（別研）　蘇合香（各一兩）

共為細末研藥勻用安息香膏并蘇合香油煉蜜為丸如彈子大以蠟匱固緋絹當心帶之一切中風瘴氣不敢近

牛黃至寶丹 治中風不語中惡氣絕中諸物毒疫毒瘴毒蠱毒產後血暈口鼻出血惡血攻心煩燥氣喘吐逆難產悶亂死胎不下並用童便 調服又療心肺積熱嘔吐邪氣攻心大腸風秘精神恍惚頭目昏眩眠睡不安唇口干燥傷寒讝語

人參 天竺黃 生烏犀屑研 朱砂研飛 雄黃水飛

生玳瑁研 琥珀研各一兩 麝香 龍腦研二錢五分 金箔半入藥半為衣

銀箔研各五十片 牛黃 天南星水煮軟切片各半兩 安息香為丸金箔為衣每丸重示

此言秋冬。與之辛溫也。

傷風

河間曰。傷風之症。或頭痛項强。肢節煩疼。或眼脹肌熱。噴嚏鼻塞。或頭眩聲重。咳嗽有痰。或自汗惡風。心煩潮熱。其脈陽弦而滑。陰濡而弱。此邪在表者。用宜桂枝湯。若汗出而加項强者。桂枝葛根湯。或傷風無汗者。當作傷寒治之。可用紫蘇麻黃。不可用桂枝芍藥者變症。或已服桂枝及煩而不解。無表症者。刺風池風府。宜先渡解散。以防風通聖散。覺致有桂枝麻黃之湯。大抵傷寒惡寒。傷風惡風。理必然也。蓋風善傷衛。然衛者陽氣也。陽與陽合。然後之而入于腠理。及疏密

餘證護必自汗而惡風也，無用桂枝以實其表，使身汗
自斂，風邪自去，此仲景之大法也。否則無汗而專用之，非
惟痰出，証生且吐血煩燥咽痛之症變矣。戒之戒之。若
或飲食過傷，又兼傷風者，必用內傷外感法之，宜以二陳
湯加藿葛白朮山查；或感冒而肢倦重痛痰涎不利
者，宜以二陳加蒼朮干葛；或起居不時，房勞之後，以五
感傷者，宜以二陳湯加參朮歸芥；或傷風兼傷寒者，宜
以十神湯大解其表。在夏月，羌活冲和湯之。或傷風
兼裹表症者，宜以防風通聖散；或小児傷風咳嗽有痰，用
二陳加桔枳前胡；表實者加紫蘇；表虛者加白朮，不許
甚言甚夏
與之辛涼
也。

学士之。傷風惡風。非傷風不能治其風。自汗有汗。非甘料不能治其汗。頭痛者必用川芎。項强体痛者必加羌活。身痛体重者不用蒼朮。肢節腰痛者不加独活。目痛鼻乾不眠者必用黄芩。有熱者須加前胡干葛。此千載不易之良法也。

惡耳。按有汗惡風者為傷風。亦是傷風無汗而惡風者亦有之矣。但頭痛身熱。而与傷寒相同。鼻塞声重。自与傷寒為異耳。傷風乃背惡風。是風則咳嚏不已。傷寒惡寒。乃一身俱惡。惟過濕煖不除。傷風風痉避風而居濕煖之室。則熱得发越。而自汗多來。風邪可解矣。故曰風

風邪從汗而汗解是傷風要語

從汗泄，邪從汗解，故以瀉風熱之症，用參蘇飲、葛根湯，輕揚以散表，二陳湯清痰以止嗽，或加桑蒼以疏泄其肺氣，用前苓以疏解其邪熱，此治之大端也。許學士治傷風發散，用干葛，干葛甘寒，可以解肌表也。麥則大解，而用麻黃十神，則自汗不收，必致陽虛而失手，切宜記。

治法主陰氣，有汗者實其表，無汗者發其表，凡發不可大發也，又當以疏泄之。

傷風主方

桂枝湯 治太陽中風，發熱汗出，鼻鳴干嘔

桂枝　芍藥各二錢　甘草一錢

水盅半生薑五片大棗三枚煎八分溫服

桂枝葛根湯（即桂枝葛根二湯合，止去麻黄）治傷項背强及有汗不惡風柔痓

葛根十分　桂枝　芍藥　甘草各六分

水二盅生薑五片大棗二枚煎一盅服

紫蘇湯

紫蘇莖葉　桑白皮　赤茯苓各一錢　郁李仁炒一錢去皮尖

羚羊角鎊　檳榔各七分　桂心去皮　枳殼麩炒

獨活　木香各五分

水盅半姜一片煎八分温服

麻黄湯　治太陽経脉浮緊頭痛身疼发热恶寒無汗而喘

麻黄二钱　桂枝一钱　甘草五分　杏仁八枚去皮尖炒

水盅半生姜三片枣一枚煎八分热服

芍藥湯

芍藥　当归　黄连　黄芩　大黄　肉桂

甘草　槟榔　木香

右九味㕮咀水二盅煎一盅去渣温服

双解散

防風　大黄　白芍　薄荷　當归　甘草

朴硝　川芎　白术　山梔　連翹　白[illegible]

黄芩　桔梗　麻黄　荆芥　滑石　石膏

雙解散則河间用通聖散加益元散以葱鬚豆豉是也

二陳湯 已見中風

十神湯　冬月發表要藥

紫蘇葉　白芷　甘草　麻黄　陳皮　香附

葛根　川芎　升麻　赤芍

葱姜煎服出汗

羌活冲和湯（即九味羌活湯）　治四时觸冒不正之氣增寒壯热頭痛身热口渴

羌活（太陽）　白芷（陽明）　黄芩（少陽）　苍术（太陰）　細辛（少陰）　川芎（厥陰）　防風（治一身痛）　生地（治少陰身热去血中之热）　甘草（和諸藥去氣中之藥）

易老自序云此方冬可以治寒夏可以治热春可以治温秋可以治湿是諸路之應兵也但于陰虚氣弱之人當消息用之不可執一

防風通聖散　治中腑風热瘫瘓表裏之症皆实及諸風等症

防風　川芎　当归　白芍　大黄　芒硝

連翹（各錢半）　薄荷葉　麻黄（各錢）　石羔　桔梗　黄芩（各八分）

白术　梔子　荆芥穗各二卜　滑石二钱　甘草三卜

每加姜三片水煎温服

参苏飲　治傷風發熱頭痛咳嗽涕唾稠粘

人参　紫苏葉　干葛洗　半夏姜汁製炒　前胡去苗

桔梗去芦　枳殻去穰炒　陳皮去白　茯苓去皮　甘草炙各八卜

木香末一卜

水一盏半姜五片棗一枚煎八卜温服

葛根湯　治太陽無汗惡風太陽陽明合病

葛根去皮　麻黄去节　桔梗　芍藥　甘草各二卜

水二盏生姜五片大棗二枚煎一盏服

麻黄十神湯（即麻黄十神二陳合）

麻黄　桂枝　杏仁（去皮尖）　紫苏叶　白芷

甘草　陈皮　香附　葛根　川芎

升麻　赤芍

右劑視症輕重用之，姜棗同煎服。

中寒

中寒者，寒邪直中三陰之經也。蓋中寒比傷寒尤重。古書云，不急治者即死。蘊要爲寒中太陰，則中脘疼痛，宜理中湯；寒中少陰，則臍腹痛，宜理中

湯。加吴茱萸。若寒厥逆，脉沉者，亦宜以前方主之。（寒中厥陰，則小腹痛，宜當歸四逆湯加吴茱萸。）加
極冷，唇青，厥逆無脉，囊縮者，加附子，仍用炒鹽熨
臍中，并灸氣海、関元二三十壯，最佳。取脉漸漸應
手，爪甲足温者，乃可治也。設或倉卒無藥，以麻皮搽
油刮背項，或于十指甲下刺，去血者亦可。或以生姜
濃煎湯服亦效。大抵一時為寒所中，昏不知人，口噤
不言，四肢僵直，掌手急，腹痛，或吐瀉并作，此中天地
殺厲之氣也，宜以温中散寒，如二陳湯加姜萸、厚
朴、香附之類。又有漸漸惡寒，翕翕發熱，汗出而兼
惡心嘔吐者，此爲外感之症，亦宜温中散寒而已。又有

汗出、臟腑虛者，房勞之氣弱者，勞力、精神倦者，又
因寒之證中于中也，其脈多遲而緊，或短而數，與上文
之症不同，此則內傷外感不足之症也，亦宜三陰隔加
參朮當歸，炒黑乾薑之屬，俱以固托其寒，不可
擅用表藥以致遇陽吐湯，遇藥吐藥，汗吐者
衰，因外俱虛，脈脫身冷而死。

著宜細辨

患有按中寒之症，非傷寒外感之症也。蓋中天地
陰寒之氣，或口食寒冷之物，或夜臥陰寒之
處，或浴水弄冰，或飲食冥鮮，或犯冒風霜，或曉
行烟露，或勞処山嵐，或飢胃有害，以致腹中作痛疼

作脹。或吐或瀉。或四肢厥逆。或脈真勢沉細。或空脫無
力。是其候也。皆因胃氣空虛。脾氣感受。然脾居
中焦。主腐熟水穀。喜溫而惡寒。喜燥而惡濕。今
則陰寒之氣。涼冷之物。填塞中焦。使脾運寒滯而不健
使胃運滯而不行。壅于上則吐。壅于下則利。吐利不
行。則腹中絞痛。莫之可忍。此為寒中于脾。宜急溫
之症也。若揮霍變亂。危甚風燭。或素以為濕燥。
遲緩吐瀉。遲甚吐甚。甚則十日半月。吐之不已。其人
渴極作燥。初則口乾欲水。飲入即返。身熱。要衣去之
又冷之。次則欲手泥水中臥。燥煩不已。循衣摸床。

呃噎不定而死。此治之症，不可以外後，因不一而見，外邪
感侵之，尤不可以內傷並論。蓋因受內寒不清，
脾胃受虧，此若外感
兼因中內寒未清，傷經之症也，非若內傷正氣之不
足也。此經之寒止在一經，總歸脾胃，猶自陰也。故
本金方之理中湯而治內寒之陰症，效驗如神。
若謂脾胃之陰寒，參附不可擅用也，不若並補二
陳湯加白朮、香附、炒黑干薑、砂仁、吳萸。此藥
服一盅並半盅，徐徐熱服，則吐利皆止，痛亦除也。
治此如神，家常秘之，今傳後世，切勿失也。
治陰症主意：陰寒中于脾胃，不可作外感，尤不可作內

傷。東不可擅用表藥。溫中散寒。其病自可。

二陳湯 見中風

理中湯 見物方

當歸四逆湯

傷寒

原病式曰春氣溫和夏氣暑熱秋氣清涼冬氣凜冽此四時之正氣也冬氣嚴寒萬物潛藏君子固密不傷于寒夫觸冒之者乃名傷寒耳其有傷于四時不正之氣者皆能致病以為傷寒也有毒藏

于肌膚至春变為溫病，夏变為熱病。此熱極重于溫也。是以辛苦之人春夏多有，皆因冬時犯冒之所致，非時行之氣也。凡時行者，春時應暖而反寒，夏時應熱而反涼，秋時應涼而反熱，冬時應寒而反溫，非其時而有其氣，是以一歲之中病無少長多相似者，此則時行之氣也。

寒邪束于肌膚表，則元府閉，陽氣不得散越，鬱而為熱，寒散則熱退。

若夫直入傷寒者，乃自冬月寒蓄在內，隱而不發，交春之時陽氣外出，逢春入于腠理，与正氣相争，引出所蓄之邪以發。一二日病在太陽經，則頭痛惡寒，腰脊強重，此為邪氣在表，宜發表出汗可愈。三四日病在少陽經，寒熱往來，胸脇脹滿，口燥咽乾，此為半表半裏，邪在胆經，胆無出全之道變宜和解則愈五六日病在陽明經往年弦在臟故後脹舌胎譫語昧實當下之則愈此治法之大略也設或一日至二三日表解未盡但有頭疼惡寒而表不解者其脈必大而浮數仍宜解表一日至三四日用表藥而表已解頭疼已除但胸滿腹脹惡熱而不惡寒者其脈必實而沉數亦宜下之不必拘於日數也如診其脈右手不沉實者則不可下下之必死設若人事精神脈勢稍有力者但可與芡達枳實之劑挨之慎勿輕與大藥下也又論傷寒本為殺厲之氣大凡霜降後至春分前感寒而即病者名曰傷寒不即病則鬱藏其寒乃成溫

热之病。若夫冬月天令温暖而感之，是为冬温也。若春时天令温暖而壮热为病者，乃真温病也。又天气尚寒，冰雪未解，感寒而病者，亦曰伤寒。若春末夏初之间，天气暴热而感之，此乃时行疫疠之气也。又夏至时壮热脉洪者，谓之热病也。然又有温疫、温毒、温疟、温湿、伤风之湿，暑成湿温数种，可别湿热而分之。亦有寒疫、脚气、食积、劳烦之病，亦似伤寒，深不知此而悉皆以伤寒治之，则杀人多矣。且如温病热病乃因伏寒而变，既变不得复言为寒也。其寒疫者，乃天时暴寒与冬时严寒也，又有轻重之不同。其时气者，是天行疫

厲之氣又非寒也濕病乃山澤所受濕霧之氣暑乃夏
月炎熱之氣濕乃天地殺厲之氣皆能中人但中者中入腑
臟故以為重也傷者傷于肌表故以為輕也然風溫風
濕等症自有仲景正條今不再贅又係傷寒變症各
有說因不得與傷寒而同日語也苟症為名之不更辨
雖經治之盡善焉乎東垣發內外傷辨之論救千
古無窮之失其功甚大故丹溪有云千世之下得其粹
者東垣一人而已抑嘗考之仲景治傷寒著三百九十
七法一百十三方觀其詞雖明分經絡施治之序緩急
之宜無不反覆辨論首尾貫該莫及世千方萬語從

難違越規度無究其大要也夫表裏虛實陰陽
寒熱八者而已若能究其的則三百九十七法總能瞭
然於胸中何以言之蓋病有表有裏有表實有
表虛有裏實有裏虛有表裏俱虛實有表裏
俱虛有表寒裏熱有表熱裏寒有表裏俱寒
有表裏俱熱有陰症有陽症有陰症似陽有陽症似
陰有陰勝格陽有陽極變陰病各不同要當明辨而治
之其脈浮緊無熱惡寒身痛無汗者表實也宜
麻黃湯以汗之若脈浮緩發熱惡風身痛而有汗者
表虛也宜桂枝湯以和之設或腹中鞕痛大便不通

譫語潮熱脉來沉實者裏實也宜大柴胡湯及小承
氣湯之類下之或腹鳴自利有寒無熱裏虛也宜理中
湯温之次表裏俱虛者内外皆有熱也其脉浮洪身體
疼無汗宜通聖散汗之若口渴飲水舌燥脉滑者人參
白虎湯主之若脉弦大而滑者小柴合白虎主之次表裏
俱虛自汗自利者宜人參三白湯或黃芪建中湯加人
參白朮脉微細足冷者加附子以温之次表寒裏熱身
冷厥逆脉滑數口燥渴宜用白虎湯次裏寒表熱面
赤燥煩身熱自利清穀脉沉者以四逆湯温之次表裏
俱寒而自利清穀身疼惡寒者先以四逆救裏後

以桂枝干姜如陰症發熱則脈洪數而躁渴甚之如伏陽此陰症見陽也生之陽矣陽症或脈空脱手足搐搦譫語者此陽症見陰也終死危矣大抵麻黄桂枝之屬汗而發之葛根升麻之屬輕而揚之承氣陷胸之屬引而竭之瀉心十棗之屬潤而泄之在表者宜大汗之在裏者宜瀉審而下之半表半裏宜和解之表多裏少者和而少汗之裏多表少者和而微下之在上者吐之中氣虛而脈微者溫之全在活法以施治也若表裏汗下之法或未當則死生在反掌之間可不慎哉至再按傷寒温疫等病初起之時冬月麻黄湯春秋十

神湯夏用人參敗毒散加紫蘇此方一二日之藥若至三四
日之間查朴二陳湯加紫蘇夏則去紫蘇加葛根五六日
來方可小柴胡湯若此湯用之太早有佛寒邪則寒反至心
至六七方解若七八日之時用小柴胡去芩加葛根此名柴葛
解肌湯助戰最易至于當戰之時切不可用藥但戰汗
不為的證而書並無一方載于戰下大率臨戰只以姜湯與
服重加衣被得汗就涼若元虛不能食姜湯以熱粥湯助
之咽陶氏謂戰汗也設若未汗之時心煩躁擾不耐蓋被將手
亂行必至譫語自汗又不可大加衣被元氣不足而氣虛不來
則閉之而死此戰之症俗為大事不可輕視並輕許無事

并戰後其熱不退有微汗者又未可輕言其出也若仍
後大熱此則為汗後不解之症從此難治漸之為傷寒
二三日不可就予小柴胡四五日見胸脅滿悶就行挨
下藥達原之劑反將輕病變重重病變死此因
治之錯而當也設或陷症下之早者乃為結胸陷症下
之早者即成痞氣當汗不汗亦生黃腫不當汗亦重
發其汗因作壞病汗後或有亡陽之變手足厥逆下危
亦有陰虛之危自汗不止而水亦不與之水則發枉妄
作渴不而水亦與之水則水停心下當渴亦不與之渴則
一身盡痛不能轉移不當渴而與之渴則吐血悶行。

心煩躁擾不當表而與之表則嘔逆大熱當表而不與之
表從生懊憹當利小便而與之利則少腹脹而茎痛
作不當利小便而反利之則小便赤而腎氣弱當燥而
不與之燥一身盡痛不能轉移不當燥而與之燥而燥則
口干心煩而咽生懊憹當補而不與之補則正氣怯
虛邪熱反甚不當補而與之補則胸滿氣急咳
嗽痰多當瀉而不與之瀉則邪熱愈甚煩渴不已
不當瀉而與之瀉則自利不止惡心嘔逆當熱而不與
之熱則中滿氣結嘔逆上攻不當熱而與之熱則咽嗌
腫痛痰涎不利當涼而不與之涼則自汗惡風邪熱反

甚不當涼而與之涼則汗閉腠理癍疹毒見凡牽數
條俗醫家用藥之誤也豈可延年哉吾又聽之胸滿
而不渴者當溫而不可用寒似瘧而煩渴者當清而不可
用溫咳嗽有痰因傷肺氣挾熱自利治可清涼脈不
沉實不可強下之之必死脈不弦緊不可強汗之之懊憹
虛弱者當補而不兼補後必變重實喘者當下而京
及下收斂亦難應下而脈不沉實者下之亦死應汗而脈
虛弱者汗之必難戰不得汗不可強助無汗即死
當戰不得用藥用藥有禍無功要助其汗依前
說多用姜湯當表不用之表之盡邪退無慮元虛

正復自可。此治傷寒之要訣也。如或畏難苟安，因小失大，不分糊塗亂行，以安易危，又不可將難視易，不為兩心。如見死症，或見死脉，便須讓人，不可自專，以防悔手之難也。且如發散之時，用藥一二劑，汗不得來，就是棘手之症。或大汗不解，復反大熱，終必難治。至若汗後，宜守脉和，脉不和，後而勢力反硬者，後必變重。又有汗後大熱一不淨，脉勢輕後躁亂不寧，舌無津液，其人昏昏戰戰不已而死。又有脉勢虛大大而無力者亦死。又有脉勢散亂者必死。又有脉勢歇至者亦死。又有手捻脉時抽掣不定者死。又有手捻

脉时弦硬翻动者死呃逆不止者亦死气急痰喘者
死下后脉大谵语者死凡此死症不可枚举今为略
举一二以明治症之要医人肯熟读而详味之必不致
临症拂然无措矣若夫痞之名结胸者病发于阳
而反下之热入里也必按则痛小结胸也小陷胸汤主
之不按亦痛大结胸也大陷胸汤主之懊憹躁结
实热结胸也三黄泻心汤主之血结胸者小腹满小便
不利抵当汤主之饮水不散水结胸也小半夏茯苓
汤主之用治胸等药不效者以枳实理中丸治之
痞者满而不痛病发于阴而反下之因作痞也轻

者桔梗湯主之胸滿脈濡半夏瀉心湯主之手足温
按之濡關上浮者黄連瀉心湯主之乾嘔有水氣生姜
瀉心湯主之下利腹鳴甘草瀉心湯主之胃寒欬逆
理中湯主之關脈沉緊大柴胡湯主之黄疸者太陽
中湿身体面目發黄也往來寒熱一身盡痛發黄
者小柴胡加梔子湯主之發熱頭汗渴欲飲水小便
利大便快發黄者五苓散加茵陳湯主之小便不利
四肢沉重似瘧不欲飲發黄者茵陳五苓散主之
傷冷脈虚小便多者變為陰黄者理中加茵陳
湯主之下之太過脾虚津竭飲水自傷此陰湿變

證也茵陳茯苓湯茵陳四逆湯治之仰面開口者為陽
脉沉而濇合面閉目者為陰陽痓易治陰痓難治
通用小續命湯剛痓去附子柔痓去麻黄主之陰痓
厥逆筋脉拘急汗多桂心白朮散主之閉目合眼附子
防風散主之胸滿口噤臥不著席咬牙齘急大承氣
湯主之頸項強小腹滿小便不利五苓散主之風痙血
燥防風當歸散主之汗多亡陽者桂枝附子湯主之手足
厥逆者理中湯吳茱萸湯主之小利不止者陰虛也以理中
湯吳茱萸湯主之胃熱乘心神識昏冒實則譫語虛
則鄭聲譫語高聲鄭聲低小與已發汗身和譫語者

胡桂枝湯主之。腸滿微喘，口乾咽燥，譫語，白虎湯主之。
身熱汗出，胃實當下，利譫語，調胃承氣湯主之。
陽毒發熱，毒在胃，併于心，則神志不定而狂。其陽毒
發狂，眼赤，脈洪，口渴，三黃石膏湯主之。三陽熱極，脈
大身熱發狂，黃連解毒湯；甚者承氣湯，汗吐下
以劑者，人參白虎湯加食鹽主之。陽勝陰絕，發狂
譫妄，面赤咽痛，發斑，脈洪實或滑促，宜股苦之藥。
收汗宜仸湯，大汗而解。葶藶苦酒湯、生艾湯浴之亦可。
停心下，五苓散主之。吐利並行，心腹疼脹者，建中湯
或桂枝芍藥湯主之。吐衄隨行，心煩燥擾者，服桂

枝湯吐衄則犀角地黄湯主之加炊燥者辰梔子芩之
數主之嘔逆大熱者甘草瀉心湯主之口燥除干不
甚湯小柴胡湯主之渴則白虎湯加人參湯主之呃逆
妄行四逆湯主之瘀熱妄起小柴胡去參湯主之
小腹痛脹茵陳蒿湯或五苓散主之一身盡痛不能
轉移發熱惡寒者桂枝湯主之發熱面赤二便反秘者
甘草附子湯主之發熱發黄到汗出精漢小便不利者
也茵陳五苓散湯主之炊渴不已自汗懊憹者咽燥腹
滿而喘發熱汗出虛炊不眠惡熱鬱悶梔子豉湯
主之下後懊憹有燥屎承氣湯主之短氣煩躁

懊憹，大陷胸湯主之。陽明無汗，小便不利，懊憹發黃，茵陳蒿湯主之。不當下而下之，補則胸滿，氣急咳嗽痰多，枳桔理中湯主之。凡此症候，不可不知。又有兩感者，並表裏不可攻，陰陽並同，一法十有九死。東垣以氣實盛之而犯淺者，謂犯或可活，妙救之以大羌活湯。併病者，乃二陽合病，以一經病衰，一經邪盛，歸併于一經，故曰病併也。太陽陽明併病，太陽病發汗不徹，轉屬陽明，續自微汗出，不惡寒，陽復歸併太陽，不惡寒，面色拂鬱，痛無常處，當再汗之，當用麻黃湯。太陽症未罷，桂枝麻黃各半湯。太陽

痓。但見陽、明、症下之大承氣湯。太陽少陽并、病。頸痛
太陽眩冒心下痞者刺肺俞肝俞大椎慎勿下合病
者。邪從三、經、齊病不傳者為合病三、陽、合病腹滿身
重口中不和譫語遺尿不可汗下。白虎湯。太陽、明合病
脈浮長大便難小便利脾約丸惡寒者升麻葛根
湯。不惡寒反惡熱大便通者。白虎湯。大便秘譫
語者調胃承氣湯。喘而胸滿不可下。麻黃湯。嘔不
利。葛根加半夏湯。大陽小陽合病。脈浮長轉屬陽
明三陽。身熱便熱下利者。黃芩湯。嘔者黃芩加半
夏生薑湯。但陽發熱則脈弦長因發汗因利小

便胃中燥熱飲食停滯胃有宿食大承氣湯而實
而易者則舌胎少雜邪在表裏者舌上無胎舌有
半裏半表者胎白而滑舌住裏則干燥熱深則黄
熱極則黑舌上有白胎者小柴胡湯舌上胎滑者小柴
胡加人參桂薑湯去半夏如胸膺理中湯熱聚于胃則舌
黄承氣湯若舌純黑和宿也然有二種有火極似水
者爲熱極大承氣湯有水來尅火者爲寒極脉宿必
寒附子理中湯七八日不解熱結在裏表裏俱熱時
時惡風舌燥欲飲水數升則白虎湯加人參主之若勞
復有非但強力持重卯梳沐微勞及七情皆復也脉虛

則用補中益氣湯麦门冬湯挾外症者則爲之腹脹而
勞也小柴胡湯、飲食傷也、乃新瘧胃虛令稍多則復腹
滿脉實煩熱便秘大柴胡湯輕者二陳湯加山查麦
芽砂仁神麯消導皮熱不退補中益氣湯、又有陰症、
見陰脉者死、脉浮而滑、身汗如油、水漿不入、喘氣促、
急者死、舌卷囊縮者死、諸胸症悉具煩燥者死、汗、
下如脉虛熱不止者死、七八日以上大發熱者死、
治法主表裏之盈縮下不知之義投

傷寒之方
麻黄湯
桂枝湯　但見傷風

大柴胡湯　治身熱不惡寒反惡熱大便秘

柴胡一錢二分　黃芩　芍藥各錢　半夏八分　大黃七分

枳實八分　水二盅薑三片棗一枚煎一盅熱服

小承氣湯　治六七日不大便腹脹滿病在陽明無表證

汗后不惡寒狂言潮熱而喘

大黃七錢　枳實　厚朴各三錢　水二盅煎一盅熱服以利

為度和在上焦則作滿邪在中焦則作脹胃中實則

作潮熱湯乘于心則狂熱乎胃口則喘本方除芒硝故

實在于下焦也

理中湯

通聖散　俱是中風

人参白虎汤 一名化斑汤 治赤斑口燥烦渴中暍

人参 甘草各一钱 石膏三钱 知母一钱五分 水煎温服

小柴胡汤 治少阳经往来寒热胸满胁痛心烦喜呕

柴胡二钱五分 黄芩 人参各一钱 甘草七分 半夏八分

姜三片 枣二枚 同煎温服

白虎汤 治伤寒壮热口渴一身疼痛阳明经

知母二钱 甘草八分 石膏一钱 粳米二勺 水一盏煎一盏温服

人参三白汤 治表里俱虚自汗大便利者

人参 白术 白茯苓 泽泻 右用灯心一握生姜二片水煎服

黄芪建中湯　傷寒身痛汗後身痛脈弱宜服

黄芪炒一錢半　芍藥炒一錢　肉桂去皮半　甘草六分　生姜三片

棗二枚　水二盅煎一盅去渣入餳一大匙煎一沸服　若微

溏利或嘔者不用餳

四逆湯　治太陰自利不渴陰症脈沉身痛

附子二錢　甘草炒　干姜各一錢半　水一盅半煎八分服

承氣湯見中風

理中吳茱萸湯　治太陰自利不渴寒多而嘔或手足厥

冷胸滿煩燥　人參　白术　干姜　甘草

吳茱萸　生姜　大棗　水煎溫服

葛根湯　已見傷風

升麻湯　治無汗而喘，小便不利而煩渴。升麻　蒼朮

麥門冬　麻黃　杏仁　黃芩　大青各七分　石膏一錢

淡竹葉十片　水二盅，煎一盅，熱服。

瀉心湯　黃連一兩，去鬚，為極細末，每服一字至半錢

一錢，臨臥溫水調下。海藏云：易老單方瀉心湯出于

此，乃實邪也，實則瀉其子。

十棗湯　治痞硬脇痛，乾嘔短氣，汗出不惡寒。

芫花　甘遂　大戟各等分　水一盅半，先煮大棗十

枚，取八分，入藥末七分，平旦溫服。若病不除，再服五分。

十神湯 已是中風

人參敗毒散 頭痛發熱惡寒鼻塞聲重

人參 羌活 桔梗去芦 柴胡 前胡 獨活 枳殼炒

川芎 茯苓 甘草各等 水盅半 姜三片 煎服

查朴二陳湯 山查 厚朴 陳皮 白茯苓 半夏

甘草 加生姜三片 水煎服

柴葛解肌湯 柴胡 黄芩 半夏 葛根 白芍

水煎服

小陷胸湯 治小結胸 黄連一錢 半夏二錢 括蔞實一个

水二盅煎一盅服

大陷胸湯 治大結胸手不可按 此方極峻不可輕用 大黃四匁 芒硝二匁 甘遂末三分 水二盅煎一盅入硝煎一沸入甘遂末服

三黃瀉心湯 治心痞實熱狂燥面赤亦治三焦火壅滯 黃連 黃芩 大黃 等分水煎服

抵當湯 治血結胸譫語少腹滿漱水不欲嚥 水蛭 蝱虫各十枚 桃仁十枚 大黃八匁 水二盅煎一盅熱服

小半夏茯苓湯 治水結胸 半夏四匁 白茯苓二匁不 水二盅煎之一盅入

枳实理中丸　治寒实结胸　枳实十六枚　干姜　白术

甘草　人参　茯苓各二两　为末蜜丸弹子大热汤化

下连进二三服

枳实汤　治胸痹心下坚痞胸背拘急心腹不利

枳实麸炒　赤茯苓去皮　前胡去芦　陈皮去白各木　木香五钱

右㕮咀水一大盏姜三片煎五钱去滓食前温服

半夏泻心汤　半夏钱　黄连五钱　人参　甘草

黄芩　干姜各五钱　水盅半生姜五片枣五枚煎八

分温服

黄连泻心汤　黄连　生地　知母各五钱　甘草五钱

水盅半煎八分溫服

生姜瀉心湯 治下痢心下痞腹中雷鳴 生姜 半夏洗各一錢 炙草 黄芩 人参各五分下 干姜 黄連各一錢 大棗六枚 水煎溫服

甘草瀉心湯 治傷寒中風醫反下之其人下利日數十行米穀不化腹中雷鳴心下痞硬而滿干嘔心煩不安醫見心下痞謂病不盡復下之其痞益甚此非結熱但以胃中虛客氣上逆故使硬也宜此湯治之 甘草二錢 半夏一錢 黄芩 干姜各二錢 黄連一 人参各五分下 大棗六枚 水二盅溫服

梔子湯 治酒毒大便秘塞脈沉數 鬱金 枳殼去瓤

升麻 山梔子仁炒 大黃煨 牛蒡子炒研 甘草分

為末每服三錢空心水下

五苓散 治煩燥小便不利口渴 澤瀉二兩 白朮

赤苓 豬苓各一兩 肉桂五錢 熱甚去桂加黃芩

入下以姜一片棗二枚煎服或為細末每服二錢白湯調下亦可

茵陳湯 治發汗出後發黃 茵陳蒿二錢 大黃二錢

梔子三枚 水二盅煎一盅服

茵陳五苓散 發汗出發黃秋疫瘧及黃疸

茵陳二錢 五苓散一錢 每服一錢米湯調下

茵陈茯苓湯　茵陈　半夏湯泡　赤茯苓去皮　陈皮　各半
枳实　桔梗去芦　甘草炙各五分　水一大盏煎至七分温服
不拘时
茵陈四逆湯　治阴黄四肢厥冷　茵陈半　甘草炙各五分
附子半　干姜炒各五分　水煎之温服
小续命湯　見中风
桂心白术湯　治伤寒阴痉手足厥冷筋脉拘急汗
出不止　白术　防风　甘草　桂心　川芎　附子
各等分水二盏生姜五片枣二枚同煎至七分去滓温服
附子防风湯　治伤寒阴痉闭目合面手足厥逆筋

脈搖急汗出不止　附子　防風　柴胡各八卜　皁[illegible]

桂心　茯苓　干姜各五卜　五味子　甘草　各六卜　水二盅

生姜五片　同煎温服

大秦艽湯　是中風

防風當歸湯　治發汗過多發熱頭面搖卒口噤背反

證有太陽兼陽明也宜去風養血　防風　當歸

地黃　川芎　各等分　水三盅煎二盅温服

桂枝附子湯　柴胡桂枝　治風濕汗後身熱心下悸勢好悶動

年　柴胡木　桂枝木　甘草七卜　人參木　半夏炒　芍藥

各七卜　黃芩木　生姜五片　水二盅乙煎　大棗二枚煎一杯

濕服

桂枝附子湯　治風濕身疼脉浮虚濇　桂枝湯加附子

木　水盅半　姜棗同煎服

調胃承氣湯　見中風

三黄石膏湯　春夏濕熱病至六七日舌燥目赤斑疹

用上神效　石羔三錢　黄芩　黄連　黄柏　各錢半　豉半合

麻黄　梔子　各錢　水煎熱服

黄連解毒湯　治大熱干嘔譫語呻吟不眠　黄連三錢

黄芩　黄柏　梔子　各錢　水煎熱服

葶藶苦酒生姜湯　發狂煩燥面赤咽痛大下傷血

身熱脉澀　葶藶五分　苦參半一碗　艾汁半碗　煎服

七个作三服

建中湯　治表虛自汗　芍藥五分　肉桂　甘草各二分

水二盅　並生姜五片　棗二枚　煎一盅　食前服

桂枝芍藥湯即小建中湯　桂枝五分　芍藥一錢　甘草六分　飴糖三匙

生姜五片　大棗一枚　水盅半　煎八分　納飴令化　溫服

犀角黃連湯　治狐惑　犀角三分磨　黃連一錢　烏梅四個

木香二分磨　水煎　入犀角木香汁均服

辰砂五苓散　治表裏未解　頭痛發熱　心胸鬱悶

唇口干焦　狂言見鬼　小便閉　五苓散　加辰砂研細水飛

白湯調服

甘草附子湯　風濕小便不利大便反快　甘草炙

附子各半　白术　桂枝各五分　水煎溫服

梔子豉湯　治汗下後心中懊憹大下後身熱不去心中

痛　肥梔子四枚　香豉四合　水煎煎梔子至一鍾

入豉煎至七分服

枳桔理中湯附理中湯加枳殼桔梗　人參　白术　枳殼　桔梗

干姜　甘草　水煎熱服

大羌活湯　治兩感元氣實感之輕者可治　防風

羌活　獨活　防己　黄芩　黄連　蒼术　白术

甘草炙 細辛各三分 知母 川芎 生地 黄芩各[illegible] 每服

五錢水二盞煎一盞熱服之未愈速服三四劑以痊有

化痰遵仲景法

桂枝麻黄各半湯 治太陽脈浮緩無汗身疼

桂枝五錢 芍藥 甘草 麻黄各五錢 杏仁廿个去皮尖

水四盞生薑三片大棗四枚煎二盞分三服

脾約丸 治津少大便秘 大黄 枳實 厚朴

白芍藥各五錢 麻子仁一兩 杏仁五錢 為末蜜丸梧

子大每服卅丸温水下

升麻葛根湯 治傷食陽明實熱發斑痘疹已出

未出嘔而服六治瘟疫無汗發熱口渴　升麻
葛根　白芍　甘草　各等分水二盅煎一盅寒參
熱服熱多溫服
黃芩湯　太陽少陽合病腹熱下利　黃芩二錢
芍藥　甘草　各等　水盅半棗二枚煎一盅熱服
黃芩加半夏生姜湯　治乾嘔而利　黃芩湯加
半夏　生姜　等分水煎服
人參栝蔞湯　栝蔞根　白茯苓　人參　麥門冬
甘草　棗二枚水煎服
附子理中湯　即理中湯加附子

補中益氣湯　見中風

麥門冬湯　麥門冬　甘草各一錢五分　粳米[illegible]半

棗二枚　竹葉十五片煎八分服

二陳湯　見中風

風寒

風寒一症，世以為輕論，古方未入其列，今則採遺補之。前晉宋而諸家之例，用藥條約，皆依其方而論斷。其發散之藥，有麻黃湯、桂枝湯、九味羌活湯、十神湯、枳桔二陳湯、參蘇飲、二陳湯、蒼朴二陳湯、人參敗毒湯、荊防敗毒散、正氣散、不換金正氣散、藿香正氣散、逍遥散、防風通聖散、五積散、芎芷香蘇散、十味芎蘇散、升麻葛根散、柴葛解肌湯，約共廿餘條，俱是發散之藥，解表之用。先賢著之書，使後人用之有定法。何期今之醫者，不揣病之表裏，症之虛實，藥之寒溫，溫之補瀉，但見表症，即用解表之藥；寒証，即用清涼之藥。每每治之無方，用之失當，不惟表之不解，而且引邪入經，而成傳變之禍，誠可痛哉！愚為表之麻黃湯，為大表之藥，至冬之月秋(春)可用，若春末夏初用之，則汗不止也。以為表虛之症，桂枝湯，傷風必用之藥，若傷寒見風有汗而寒不解，必用桂枝方可

鼻塞聲重咳嗽有痰者，可用桂枝湯者，乎九味羌活
湯，閻孝文以爲羌和沖和湯用須也，時不正之傷寒，以
爲神藥，百發百中也。以吾論之，至夏月多汗之時，可
用若春秋以爲解表，而有生地、黄芩、知母，苦寒至極，
而表邪不得解者乎？十神湯，此春初秋末之藥也。若
冬時亦可用之，然夏秋有汗之際，用之又不當也。二陳湯，風
寒不清，值生痰嗽爭急咳嗽之症，無不相宜也。若兼
火症用，又不通，必加芩連，爲芩連二陳湯也。濕火搏
可，或有風濕、濕熱、濕溫、濕瘧、濕痿、傷風之有汗之症，並可
解表，不宜大汗者也。必須二陳湯加蒼朮、羌活，之曰蒼朮二

陳湯中滯胸膈痞悶可加枳桔名之曰枳桔二陳湯
飲食太多胸腹作脹可加麯蘗名之曰麯蘗二陳湯
至若參蘇飲并小兒之等方書著老人之等虛弱婦
人胎產受寒病因之等不是草有邪寒不可大表
與老弱兒劑乃輕揚發散之人參敗毒散勞力感寒
之用荊防敗毒散雜科發散之藥正氣散之虛
輕感風寒不換金正氣散感寒挾氣入裏藿香
正氣散又兼治傷而和感逍遥散婦人胎產受寒
防風通聖散表裏兩行之藥并利瘡外科亦用五
積散專攻內傷重而外感輕芎芷香蘇散兼治風

熱甚而頭痛如破，十味芎蘇散，治天氣和煖無汗之風寒，升麻葛根湯，治少陽初起之咽痛，紫蘇解肌湯，治半表半裏之風寒，金沸草散，治時行之寒疫，敗毒散，治大頭之風寒。又有柴葛、羌活、二陳、清瘟，表熱而痛，治以傷風寒邪，二陳湯中散寒，而頭此名者是病，服是藥也。大凡臨症之時，須要審其病之陰陽，不可錯亂，不可視其傷寒為重、風寒為輕，殊不知風寒不散，傷寒之由，傷寒變重，用藥之誤也。治醫者，不可不審哉。

風寒二主方

麻黃湯　九味羌活湯　即羌活冲和湯　俱見傷風
桂枝湯　十神湯
枳實二陳湯　枳實　陳皮　白茯苓各等分
半夏二錢　甘草五分　姜三片　水煎服
參蘇飲　見傷風
二陳湯　見中風
蒼朴二陳湯　蒼术　厚朴　陳皮　半夏
甘草　白茯苓　姜三片　水煎服
荊防敗毒散　荊芥　防風　羌活　独活
前胡　柴胡　枳壳　桔梗　白茯　人參各等分
甘草減半　右爲末每服二錢　加生姜三片　水盅半

並去一盅溫服或沸湯點服六分此藥治瘴瘧四
時表症効
正氣散 蒼术 半夏 厚朴 陳皮
藿香 甘草 姜棗煎服
不換金正氣散 治四時傷寒溫疫時氣頭痛壯
熱腰背拘急山嵐瘴氣寒熱往來霍亂吐瀉臟
腑虛寒下利赤白 蒼术製 橘皮去白 半夏麯炒
厚朴姜製 霍香各一錢 甘草炙半 水二盅 生姜
三片 紅棗二枚 並去一盅食前溫服 忌生冷油膩毒物
藿香正氣散 治四時不正之氣增寒壯熱 大腹皮

茯苓 白芷 紫蘇各[redacted]陳皮 桔梗 白术
厚朴 半夏麴 甘草各二分 藿香 三分 右㕮咀每服
三錢加姜三片棗二枚同煎熱服
逍遙散 治肝脾血虚煩熱体痛口乾盜汗嗜卧并
經月水不調寒熱如瘧痰嗽骨蒸 白茯苓 白
术 土炒 當归 白芍藥 酒炒 柴胡 各一錢 甘草 炙五分
水煨姜三片煎服加山栀丹皮即加味逍遙散
防風通聖散 見傷風
五積散 治感冒寒邪頭痛身疼項背拘急惡寒
吐或有腹痛又治傷寒發熱頭疼惡風無問内傷生

冷外感風寒及寒濕客于經絡腰腿酸疼並治

白芷 茯苓 半夏湯泡七次 當歸 川芎 甘草炙

芍藥各三分 桂心七分 只殼去炒 麻黄去節根 陳皮去白各六分 桔梗炒一分

厚朴去皮姜製 干姜炮 蒼朮泔浸去皮二分半

右十五味作一劑水二大盞姜三片蔥白三根煎一盞熱服冒寒用煨姜挾氣則加茱萸

川芎香蘇飲

川芎 白芷 香附 紫蘇 橘皮 甘草

蔥白姜片水煎服

十味芎蘇飲 橘皮 前胡 只殼 桔梗

葛根　川芎　青皮　桑皮　杏仁

半夏　姜枣芦根

升麻葛根汤　俱见伤寒

柴胡解肌汤

麯糵二陈汤　即二陈加神麯麦糵二味

附効方

经验四时感寒发散方　身热头痛骨节痛者皆用

此发汗　白乾葛去皮一下　升麻根水洗去心二下　真紫苏叶一下

香附水洗捣去毛剉碎七分　小川芎一下　苍术米泔水浸二日洗净剉片晒干八下　防风去叉用水洗去芦八下

广陈皮去白四下　甘草三下　京赤芍八下　白芷八下　羌活八下　骨节痛甚者用木瓜一下　冬月

加麻黃去根一錢 夏月不用 春秋月如天寒加入 天暖不必用
生姜三片為引 約重二錢切細
水一碗半煎至八分 去渣熱服 被服取汗 渣再煎 如汗出不
透 仍熱服催汗 若汗出既透 其渣留存湿或明也 服此藥
發汗之後 如身熱頭痛背節痛等症盡除 則不必服清
解藥方也 其或熱與痛未盡除 則須服清解藥二劑
或三劑 或熱與痛皆除 而尚有內熱煩燥 大小便不利者
亦須服清解藥一二劑 其方見後

徑驗發汗後清解方 黃芩水洗刮淨一錢 前胡水洗去毛六分 柴胡水洗去蘆一錢
白干葛一錢 赤芍五分 枳殼炒六分 白花粉八分 山梔仁隔水炒黑六分
桔梗去蘆五分 陳麯去心蒂炒碎五分 甘草三分 薄荷二分 如小便不利

加味茯苓半夏澤瀉木通麦門冬去心各八分 車前子四分

以上方藥服二三日內感寒能及時發汗者用之無不神效

其有當時失於發散延至四五日以外則寒邪入內鬱而為

熱邪或頭痛骨節痛等症已除止見胸腹五心發熱煩

燥者則不可復用羌活麻黃防風蒼朮等藥發汗

但當清解其熱邪若大便秘塞則用大黃等藥疏

利之可也

從脈清解熱邪方　白乾葛一錢　前胡八分　枳殼炒一錢

連翹去心蒂八分　白花粉一錢　柴胡去蘆八分　黃芩一錢　赤芍一錢

甘草三分　麥冬去心一錢　薄荷三分　山梔子仁炒八分

内熱甚者加芩連入下　小便不利者加赤茯苓茵陳猪苓
澤瀉木通各入下　大便秘者加酒大黃

中暑　附傷暑暍暑及中熱注夏暑風

夫暑者。夏令炎暑之氣也。經寒傷熱。刑熱傷氣。何
以言之。脉經曰。暑者傷乎氣。亦以脉虛弦細芤遲。倦怠
無餘。觀此可知矣。蓋人與天地同稟氣。夏月天之氣浮
于地表。人之氣浮于肌表。亦以暑之際。膚腠不密。
而易于傷感也。潔古云。靜而得之為中暑。動而得之
為中熱。東垣為避暑于深堂大廈水亭涼閣身受

寒宰只令寒物因而得之。名曰中暑。此症與中寒相同。或四肢厥逆。或拘急作痛。或嘔吐腹痛。身熱無汗。或脈沉遲。空脫無力。然與暑症治之有異。宜用辛温之藥。大順散。理中湯。擇而施治。如夏月日中勞苦得之者。名曰中熱。此因天道暑者。感受炎熱之氣。其症身發大熱。甚之烙手。或引飲面赤。或嘔噦惡心。其脈洪而數者是也。宜以清熱之藥。如黄連解毒湯。黄連香薷飲。選而用治。傷暑者由其暑熱勞傷元氣之所致也。其症日間發熱頭痛。痰眩暈躁亂不寧。無之氣怯。動之無之手以言。或身如針刺。小便短赤。此為熱傷元氣也，亦宜黃連香薷飲或清暑益氣湯、黃連解毒湯，量其虛實而與之。冒暑者，人之氣有餘，但不辭辛苦，暑熱冒于肌表而復傳入于裏，以成暑病者也。是以腹痛水瀉，嘔吐，渴欲引飲，煩躁，熱胃與大腸受之。亦宜黃連香薷飲或天水散、六和湯，隨其輕重而與之。又有注夏者，皆因元氣不足，陰虛而然。或有傷感邪熱于內。則其虛火令人頭眩，身熱，自汗盜汗，心煩躁擾，四肢倦怠者，其為病也，發于日長暑暖春末夏初之間，宜以補養元氣為主，用補中益氣湯是也。又有風暑者，夏月因卒倒不省人事，得為此中也。有因火

者有因痰者。有火者。君相二火也。暑者。天地之火也。内外合
而炎燥。此以本例也。痰者。人身之痰飲也。因暑氣入而
鼓激。痰飲壅塞心胸之間。則手足不知動攝而本例
也。此二者皆可吐之。理也。可以溫劑調治之。設若体虚
之人。用二陳湯加蒼术茯苓之屬。虚加人參。實加葛根。
果有挟暑者。失道矣。暑者。湯氣酷烈。脉席不可近。金
不可行。煩渴太甚。元本空虚。感受之者。謂之傷暑。天
氣挟暑。日盛而夜凉。不以衣被遮護。貪凉將卧。腠
理疎開。邪氣因而直逐臟腑。得之者。謂之中暑。若暑
暑者。當以挟論。此中挟之症。古人以為中暍。宜以茯

連香茹飲。中暑者以寒論。此因暑之所得也。今人
以為中寒宜用大順散。大抵傷暑亦作中暑治之。然
抱薪救火。其熱尤甚。發黃發斑。疹必見矣。或癡黃
不見。內有所積。必爲血病之症。生虫。中暑亦作傷
暑治之。以寒治寒。其寒反壓其化陰亦加厥逆表
症亦生瘀瘧。寒不得去。死而待氣。從若為暑之時。
大順散疑于大熱。慢不敢用。不若易之二陳湯加老朴
香附之類。發熱惡寒。有表症亦脈弦或有加茹黃白根
吐瀉。加心中氣不行者。加乾薑。此治之無不驗者也。秘
之之。

治法主意。中暑由寒得。中热因热至。寒不可用表
所宜温热不可用寒。亦宜清。

中暑主方

大顺散　治夏月过食水果冷物引饮过多霍乱
水谷不化泄痢　甘草　干姜　杏仁炒　肉桂
吐泻腹痛脉沉微绝手足青冷者加
热附子炒白芍

理中汤　见中寒

黄连解毒汤　见伤寒

黄连香茹饮　治夏月一切暑热腹痛及霍乱吐

利心煩　香茹三錢　厚朴　扁豆　豬苓　黄連七分

水煎冷服

清暑益氣湯　治夏暑熱蒸四肢倦怠精神減少身熱氣高煩心便黄渴而自汗脈虛有此方甚宜　人參　白术　陳皮　神曲　澤瀉各五分　黄芪一錢　蒼术一錢五分　麦冬　當归　黄柏　甘草一錢　青皮　干葛各三分　五味子九粒　水二大盞煎至一盞去渣食遠稍熱服

天水散一名六一　主治中暑身熱煩渴小便不利此藥能燥濕分利水道實六腑化熱毒行積滞逐瘀血

補胃降火之要藥也　滑石六兩　甘草一兩　朱補中降
~~生甘草藥也~~共為末水飛極細或燈心湯或井涼水調服
六和湯　治脾胃不調夏月飲水過多多不升降霍
亂吐瀉轉筋寒熱脹滿　宿砂　半夏　杏仁
厚朴　人參　甘草　藿香　木瓜　香薷
赤茯　白扁豆　水二盅薑棗煎服
補中益氣湯
二陳湯　俱見中風
瘧
經曰痎瘧不減二瘧又曰夏傷于暑秋必痎瘧蓋夏秋

之時陰內而陽外，外陽消爍，人多煩渴，過食生冷之物，
有傷胃脾，脾胃不能運化，聚而成痰，及秋陰生而陽
氣內斂，痰不得出，故寒熱交作而成瘧也。治之之法，
有汗者要無汗，扶正爲主；無汗者要有汗，散邪
爲先。此不易之至論也。然一切瘧有不同，故治有癉瘧、
濕瘧、溫瘧、牝瘧、牡瘧、痰瘧之異。其證謂癉瘧者，
其症但熱而不寒，嘔多痰涎，少氣煩冤，皆重感暑秋
凉，宜以小柴胡湯，或白虎飲治之。其證謂寒瘧者，無汗
惡寒，體重而疼，先寒而後熱，宜兀敗毒散加紫蘇治
之。其證謂濕瘧者，身體重痛，不能轉移，嘔吐腹脹，冷汗

多者。宜以二陈汤加苍朴治之。其所谓湿疟者。先热后寒。自汗恶风。寒热不大。宜以小柴胡汤加干葛治之。其所谓牝疟者。寒多不热。身虚而泄。渴之身寒以惨悽悽之根之。宜以理中汤兼二陈汤治之。其所谓牡疟者。饮食不节。饥饱劳倦。表里俱虚。宜以人参养胃汤或二陈汤加归术人参干姜治之。其所谓痎疟者。连年不已。脾家有积。元本亡脱。宜以大补之剂如十全大补汤治之。又有食疟。瘴疟。鬼疟。是名虽不同。而其感受之端。未有不由风寒暑湿七情六欲饥饱劳役而成者也。惟鬼疟发于六淫因。兼时行不正

三五等用藥提起門分方可截之宜加雄黄桃仁于平
胃散或四物湯之內服之大率體壓之人一日一發体弱之
人間日一發体虛之人三日一發又有連二日發間一日發
者初宜散發次宜清痰健脾若已來五六次之後方
可行截若未經發散而即與截藥則閉邪在內
不是虛爲痰爲嗽爲腫脹等症矣又是有瘧發之
時妄用湯藥之丸飲下即狂並汗而死者蓋即汗而
汗忽提閉不解痰嗽併作有變亦已亦有變腫
毒以喪命者皆截早之故也豈因而忽乎哉若夫久
瘧不止又不可再與治瘧之劑必須調經養正兼邪

附濟脈經曰瘧脈自弦，弦遲多寒，弦數多熱，隨時
變遷，醫者當知之
果按瘧疾，初宜發散，用解之藥一二劑，次宜和解，
用清熱之藥一二劑，然後發至四五次，方可行截，不然，
截之太早，則腹中作脹，飲食難進，寒熱固是微小，下
來往不能盡絕，反多纏綿，設或初發一次，就行截
者，寒熱不能發越，邪氣不能舒伸，必致痰涎壅攻
于上，吐之不出，嚥之不下，氣急喘甚，昏不知人，悶亂而死。
又有當發之時，不以熱處，或露臥風霜，或飲冰以救渴，
致使風寒併集，亦不能舒散，邪氣攻擊，亦致于擾

亂寒熱相搏，瘧疾連寒，狂言亂走，亦必抑鬱躁而起。又有房帏不能長慊，勞役更與症，抑鬱而延久，變為勞傷。又有年樹鬱為七情所中，飲食不節，脾胃受損，變為瘧之年中病成中腫脹嘔吐，諸如此類，不可勝述。惟善調攝者知避風寒，節飲食，愛氣力，汗之可不藥而愈。止瘧于治之之法，必要分其虛實，辨其表裏。表裏俱和，火固人自愈。若表之未盡，寒熱未和，當佐解表之藥，如香附、白朮、陳皮、升麻、常山煮湯服之。若元氣虛寒熱間作，當佐實裏之藥，如人參、白朮、柴胡、黃芩、常山、草果煮湯服之。至于三日一發，或連二日一發。或間二日一發。久久不愈者。當用十全大補湯十餘劑。其瘧自止。設或不止。再加醋炙鱉甲一兩。末有不止者也。此吾世家秘法。用之屢神。載于篇末。以告學者。

治法主表。有汗要無汗。扶正為主。無汗要有汗。散邪為急。

瘧主方

小柴胡湯 見傷風

四獸飲 橘紅 半夏 白茯 甘草 人參 草果 烏梅 白术 姜三棗三 鹽少許入藥煎

败毒散　羌活　独活　柴胡　前胡　川芎
黄芩　只壳　桔梗　茯苓　人参不虚不用虚者下　甘草三下
姜三片水煎午前服
借是中風
二陈湯
理中湯
十全大補湯
平胃散附[illegible]丹炙加
厚朴姜汁製　苍术米泔浸　陈皮去白　甘草炒　姜三片枣
二枚煎服　小便赤濇加白茯苓泽泻　心胃痛加只
壳木香　脾胃困弱加人参黄芪　傷食加只实　头腹脹
加厚朴甘草减半　有痰加半夏陈皮　咳嗽加当归黄
芪　大便硬秘加大黄

四物湯是中風

附效方

柴苓湯　初發一二日　柴胡　芩　黃芩　木　豬苓各下

澤瀉各下　白茯八下　白朮各下　厚朴八下　甘桂二下　人參各下　蕭

香薷 二分暑天用 條不用　水二盞煎一盞服、二劑用後美可安

不中灸

加減柴苓湯　三四日服　柴胡八下　黃芩　半夏

青皮　草果各下　蒼朮　桔梗各五下　川芎三下

水一碗煎一碗　姜三片　葱三根　煎一碗溫服微汗

治感寒瘧方　青皮　半夏各下　柴胡八下　干葛

烏梅　紫蘇　藿香　當归　人參　茯苓
白术各半　川芎一下　姜三片水一碗半煎八分食遠服
治傷食瘧方　青皮八下　甘草二下　人參　干葛　厚朴姜製
白术　陳皮　茯苓各一下　半夏曲七下　神曲七下
草果二下　當归一下　姜三片水二盅服同前
治受熱瘧方　青皮　澤瀉各一下　柴胡　半夏曲
麥冬去心各七下　干葛　人參　黃芪　白术
當归各一下　五味子十粒　黃柏二下　姜三片煎服同前
治受勞苦瘧並久瘧方　人參三下如虛加七下虛甚加半　白术土炒有汗二下無汗半
白茯苓七下　青皮　甘草炙三下腹不痛　柴胡有汗半無汗半　煨生姜寒五片熱一片

寒熱均二片　草果（有食則多下，無食不用）　肉桂二下　黃芩隨寒熱加（寒少下，寒熱下）
半夏（薑製）七下　湯加生薑七粒　水一盅半煎至一盅　臨發之前
空心服　輕者一服無不效也　萬一不退　但君臣配合
佐使妙耳

耳鑑　久瘧截瘧妙方　柴胡（去蘆五分）　真廣皮（泡刮去白曬干三分）　甘草二下
寒熱相半者用此方　寒多熱少者加陳皮半下　柴胡半下　熱多
寒少或全無寒者減陳皮半下　柴胡半下　熱多寒少或全無
寒者減陳皮半下　水二盅（碗）煎至一盅（碗）　臨發日五更空心温服　已
發時不可服　此方初三次元氣實者用之立效　如患
瘧已久或元氣虛瘧者用白貝母（去心一下）　人參半下　水二盅

煎至八分溫服 臨發日五更空心服 未全愈可再服一二劑

又治瘧極驗方 何首烏 當归 柴胡各二錢 知母二錢

陳皮一錢 水一盅 酒一盅 煎熟露一宿 次早空心溫服

又治瘧神方 常山三錢 半夏一錢 檳榔一錢 雄黃

硃砂各七分 用酒水各一盅 煎至八分 露一宿 臨發之日早

晨空心服溫服 即愈 一服可治三人

又截瘧煎劑方 常山一錢 檳榔二錢 柴胡五分 白术一錢

當归八分 陳皮一錢 甘草三分 茯苓七分 黃芪一錢 人參五分

水二盅煎至八分服 若截後 以柴苓湯加陳皮飲調理脾

胃消導

又治三日兩發瘧方　陳皮　鱉甲　山查　半夏
干姜　柴胡　各三　水二盅煎七分臨發日早服
又人參半瘧丸　專治久瘧成痞者
常山半斤用濃醋一壺春浸五日夏浸一二日秋浸七日冬浸十日取起晒干　半夏四兩姜汁煮　貝母一兩
鷄心檳榔四兩　人參四分　母丁香五錢　研末鷄蛋清共醋
糊爲丸朱砂爲衣每服八分湯下姜湯亦可辰午戌三時
服瘧亦除
久瘧陰虛服截藥不效者多服補中益氣湯倍加人
參干姜何首烏亦效或加鱉甲一末干姜亦可或干
治瘧藥中小加附子五厘即愈此秘訣也

痢

經曰：無積不痢，痢者積滯也。又暴注下迫，皆屬於火。又曰：痢有便數而便膿血，初手滯也，治宜通利爲先，不可遽用補澁之劑。丹溪曰：養血則便自安，調氣則後重自除。又曰：裏急則宜下之，以大黄、檳榔。腹痛則宜和之，以芍藥、厚朴。身重則除濕，濕非蒼朮不除。脈弦則去風，去風非秦艽不可。脈大宜清熱，爲先清熱者，以黄芩、黄連。血積用歸尾、桃仁，或以大黄、滑石引下，除陰自汗，則貴濕之。若非人參加于姜不克濕。風邪外束，則宜汗之。若非人參敗毒散不獲汗。又鬱爲濃下痢，或之者以香

逐萊萸邪追肉室，援之當以歸味芍藥，主表者解之。
此因風寒外襲，在裏者下之。此由食邪壅塞，邪在上
焦，宜行吐法，即在上者湧之之說也。食滯下痢者也，邪在
下焦，宜行下法，即在下者竭之之謂也。腹脹便濇者也，身熱
者內疏之，用藥苓連查朴之藥。小便短濇者分利之，
用藥車前滑石之藥。又或虛者補之，宜用涼養之劑，如
虛而不知，則積愈勝也。實者通之，宜用通利之劑，如
而不足，則多積之害也。逆者止之，宜用止澁之劑，如積行太
過，元本空虛，則反難止也。兵法云：窮寇莫追，鋭擊貴隨歸，
此之謂。欲無下墜，腹痛屬腎，又不必不利也。丹溪曰

先水瀉後便膿血者此脾傳腎也先濃血而後傳甚
水瀉者此腎傳脾也脾傳腎者為賊邪治之難愈腎
傳脾者為微邪治之易愈戴氏又曰痢有赤白二色
終無寒熱之分白者濕熱傷氣分自大腸來赤者濕熱傷血
自小腸來赤白相雜氣血俱傷非兼氣血調治不可也
若夫黃屬食積黑屬熱瘀此皆易治惟腥穢者腸胃
大傷腐敗必難治矣至于裏急者火鬱也虛坐不得
便者血虛也然日不令者氣根中焦邪壅上膈或積穢
在下當之以攻也屬止之屬發久而不愈名休息者積
熱未清兜澀太早之故也治宜和之氣血清之濕熱通之開鬱滯

消滯積輕者芍藥湯香連丸重者承氣湯治中滿消痞
加減可也至於又當論之痢之為症多本脾腎兩傷治從
亦有偏餘如局方與陶復菴例行辛熱河間與丹溪專用
苦寒自二者各因其一邊使學者莫知宗要從不若凡虛實而
分論通塞補之為得也故通因通用乃新感而實者
可施塞因塞用必久病而虛者可揣是皆常法無待言者
惟怪世之病痢者十有九虛而醫者之治痢者百不一補寧本下
陷而再行其氣後重不益甚乎中已虛而復攻其積
元氣不愈竭乎濕熱傷血者自宜調血若過行推蕩血不
轉傷乎津亡作渴者自宜止泄若但滲利津不轉耗乎

又或專守痛無補法，信一言，且曰直待痛止，方可補耳。不知因虛而痛，愈攻則愈虛而愈痛矣。此皆本末未明，但據現在者為有形之疾病，不思可慮者在無形之元氣耳。今以宜補之證為表陳之：夫脈來微弱者可補，形色虛薄者可補，疾後得初者可補，因攻而劇者可補。然而尤有至要者，則在脾腎二藏。但屬脾，初屬腎，及痢因于脾者其病淺，久痢因于腎者其病深。腎通于胃關，開竅于二陰，未有久痢而腎不損者，故治痢不知補腎，非其治也。凡四君、歸脾、十全、補中，皆補脾虛，未嘗不善，若病在火衰，土位無母，設非桂附大補命門以復腎中之陽，以

救脾家之母則飲食何由而進門戶何由而固真元何由而復
耶若畏熱不前僅以參朮補土則氣滯火盛積多致不起
不亦大可傷也哉
至再按痢疾一症夏傷于暑秋必痢瘧暑傷血分則
痢紅暑傷氣分則痢白然一要非中無積滯而痢者也
傷于氣則用木香以調其氣檳榔以下其氣厚朴以行其
氣枳殼以散其氣傷于血必用當歸以養其血川芎以行
其血生地以涼其血地榆以斂其血至從曰山查可以治痢非
山查可能治痢也以山查有消導之功使飲食入胃易于消
化則湿熱難以和成而作積也芩連可以治痢非芩連可能

治痢也。以芩連有清利之用，熱流于腸，痛而不休，大便窘迫者而不利，非黄芩不能以清濕熱，非黄連不能以行大腸也。若脹滿不食，亦非查朴不寬中，以查不利，亦非只殼不開導。木香有和胃行肝之理，檳榔有行滯去積之能，亦因其辛而散，而苦而下也。又見左上之痛，亦非木香不能散；左下之痛，亦非檳榔不能行。至若芍藥止痛，止腹痛爲最美。蓋血虛腹痛，非此不除，此痛于心腹也。吴萸止痛，止其腹痛多神妙。蓋辛寒作痛，非此不定其痛，蓋于陰寒也。烏梅止痢，功可收斂，去積者而可行，若非臟腑虛寒不可用也。地榆收斂，理可涼血，因積行多而則止。

亦謂下痢由熱之所致也。人參白朮。有健脾之功。去痢疾收
功而方可用。大黃之走。有去積之功。去痢疾初起。方可
宜施。且若此痢行三五日。正好通泰而行舒暢也。或
因脾虛。或因氣弱。反用白朮茯苓以健脾。山藥苡仁以
實胃。蓬莪朮木香以通滯。厚朴山查以行氣。此謂通因通用
則積滯之氣輕而變重也。又見下痢日久。元氣空虛或因
利藥之太過。或誤當止之不止。致令積行不已。氣血虛弱
手足逆冷。則重必致死。當此之際。若非大補氣血。和其脾胃
大為甘溫。養其元氣。不可爲也。嗚呼。此謂塞因塞用
之意也。然大抵治痢之法。濕勝者先去其濕。熱勝者先清

其熱。若熱勝而清濕，則熱愈勝也。濕勝而清熱，則濕
愈失也。故有先因其濕，而後化為熱者，當以熱治，與濕絕無相
干也。若先因其濕熱，而又以燥濕之藥，使熱反甚也，而其濕
化。撥和利平通下塞補而已。又有產後下痢，難治之症，醫
家每以縮手。緣產後則當用熱藥，非姜桂不可；痢疾則
當用寒藥，非芩連不可。如用熱藥，恐痢疾反重，但熱
上攻，惡心干嘔，飲食不入，必致于死。如用寒涼，則產後惡血
不行，必上搶心，而欠煩悶，亦必致于死。二者之間，何法而可。
惟宜活法兩用。和血和穢之藥，以芎歸為主，佐以益母全
卧花。和血行血，丹皮，紅花，桃仁，熱風行血，山查，童便，滑。

後以行之。如腹痛者加香附，腰痛者加續斷。治痢無不驗，亦當秘之。

治痢之法，養血則便自安，調氣則後重自除，斯為至穩者也。

痢主方

芍藥湯見傷風

香連丸　治痢疾並水瀉暑瀉甚效。黃連淨十兩　木香二兩半另為末

先將黃連用去枝梗吳茱萸五兩，以熱水拌入磁器內湯頓一日，同炒黃連紫黑色，去茱萸，用連為末。每末四兩入木香末兩，淡醋米飲為丸。每服二三十丸，滾湯下。久痢中氣下

滑者用補中益氣 下中氣虛者用四君子 中氣虛寒者
加姜桂
順氣湯見中風 或理中湯加陳皮 青皮 理中湯見中風
歸脾湯 治思慮傷脾而患瘧痢 人參 白朮 白茯
苓 黃芪 龍眼肉 酸棗仁 各一錢 遠志 木香 甘草 炙各五分
當歸半 薑棗為引 水煎服
十全大補湯 俱見中風
補中益氣湯
治痢秘方 詳本症
聶可久治痢奇方 論曰痢為濕熱之症生死所關最

者不惟時醫治之失宜而古今治法千家多不得其人
竅是以不能速收全效今立方何以爲奇不泥成方故
奇也立論何以爲妙不襲成說故妙也且能以數劑而愈
效于數日內初起者或以一二劑而愈效于一二日內亦許以奇
妙也世之業醫者又不必事常識者慎毋忽之

川黄連去蘆　條實黄芩　大白芍　山查淨肉各二錢
陳枳殼去穰炒　厚朴去皮姜汁拌炒　堅檳榔　廣青皮各八分
當歸　甘草　地榆各五分　紅花三分酒洗
桃仁炒去皮尖研如泥　南木香六分　水二碗煎一碗去渣空
心服　渣再煎服　此方或紅或白或紅白相兼裏急後

重身熱服痛者俱可用 葉氏無孔者去地榆桃仁加
青皮陳皮八分木香用二分沸湯磨 甚者加酒炒大黃二錢服
一二劑仍除之 此方用之于三五日神效用之于旬日内亦
效惟十日半月外則當加減其法具于後 川黃連 條
黃芩 大白芍 三味酒炒各八分 生用各八分 山查肉一錢 製厚朴 製陳
皮 青皮 檳榔各八分 炙草三分 生三分 當歸一錢 地榆八分
桃仁粉八分 紅花二分 南木香二分 炙延 至月餘覺膿
腥穢而臭濁者用酒炒芩連 白芍各八分 製陳皮 製
厚朴 南木香各二分 醋炒地榆八分 紅花二分 當歸 人參
白术 炙甘草各一分 以上三方有孕婦人服之去紅花桃

仁桔柳　以上三方。隨用隨效。間有不效者。則必初投參朮等補劑太早。補塞邪氣在內。久而正氣已虛。邪氣猶盛。纏綿不已。欲補而澀之則助邪。欲清而疏之則愈滑。遂至于不可救療。雖有奇方。無如之何。則初投溫補殺之也。蓋古今治痢者皆曰熱則清之。寒則溫之。初起熱盛則下之。有表症則汗之。小便赤澀則分利之。此五者舉世信用。如規矩準繩之不可易。予謂五者。惟清熱一法無忌。餘則犯四大忌。必不可用也。戒之。戒之。

治痢化滯保方　上藥治積冷等症服效如神

廣陳皮一斤米泔水浸畧去白　神曲炒二斤　真茅山蒼朮二斤米泔水浸去毛切片炒

山查斤去核淨肉半　麥芽半斤麸炒　皂礬一斤將礬入罐并

内用醋煮大半日再添醋煮至紅色為度方不加醋憑火

煅乾枯脆打破罐取礬連前藥共為末水為丸大人

用七十小兒五六十丸痢燈心湯下白痢薑湯紅白水湯

滚水下腸不寛肚脹作痛俱滚水下服此藥一料黃病不

已三四年可治于人為善者可廣為布施之

秘傳海上香連丸仙方　專治赤白痢疾泄瀉神効

真川連淨八兩　木香不見火　川當歸一兩　白芍一兩炒　川芎一兩五錢

車前子一兩　生地兩　厚朴炒兩　白茯苓一兩五錢　木通八錢

只壳土炒 陈皮米炒 苍术土炒 吴萸米炒 右除苍术
连二味共十六味用水七碗煎至五碗去查用汁煮苍连川
乾为度取起晒乾用木香共为细末用老米粉好醋打
糊为丸如桐子大每服卅丸白痢姜汤下红痢茶汤下泄泻
百沸汤下此方妙在制法百发百中世验如神

霍乱

霍者挥也乱者变也病起于仓卒而挥霍变乱病发疾
欲吐不吐欲利不利腹中绞扰不定此干霍乱也若吐利并
作而腹中绞痛坐卧不安甚则转筋此湿霍乱也総一
转筋入腹多致毙人又河间曰有声有物而吐祇青是呕

此邪氣之為也。有声無物，而燥乱不寧，音啞難治。此邪氣蘊蓄中焦，脾氣之不行也。皆因口食生冷寒涼魚鮮陰濕之物，或涉水弄汛，乘風遊暑，露卧陰寒之地，因而脾胃感受，得之以其開濕中，感寒之氣而傷以健脾之氣，若則吐利可止，而陰寒可散也。如單投發散之劑，非惟吐不可止，利不可截，亦且提吐不休，必至手足厥逆，脈勢空脫而死。大都此病，多起于夏秋之間，皆外受暑熱，內傷飲食，以致陰陽反戾，清濁相干，升降否隔，上下奔奏迫，飲食遂因結，外濕熱、風暑、虛實而為飧泄。如乾霍亂，俗名絞腸痧，由脾土鬱極，不得發越，因之火熾内攝是症不可專攻專攻則脾愈虛不可專于熱專熱則火愈熾又不可專于寒專寒則火必掉拯須反佐以治然鬱發而火散古方用鹽湯探吐法以極鹽湯三碗熱飲一碗指探令吐不吐再服一碗吐訖仍飲一碗三吐乃止或將鹽釜熬調以童便不獨降火兼能行血二法最良極為穩妥若夫吐利不止元氣耗散或口渴喜冷或惡寒厥逆冷或發熱煩燥欲去衣被此陰盛極陽不可以其去冷欲去衣被為熱宜投以二陳湯倍加炒黑干姜与香附厚朴甚者加熟附子若轉筋者兼風木得熱自止服宜建中湯加木瓜柴胡停食骨節疼痛者兼濕化服宜除

濕渴，風暑合病者，服宜石膏建中湯。又有一種受暑得之者，其症腹不痛，口多渴，心中煩燥不寧，吐瀉清水不止，自汗面白，二字麤麤宜爲清熱利濕，加黄連、香茹飲，或四苓散、藿香散、桂苓白术散。此症乃熱傷吐瀉，與受寒者大不相同。識者臨症當用心分别爲也。又凡吐瀉未定，切忽投以澀斂，壅滯胃脾，反成費手之症，必待吐瀉將有半日，胸中不脹，蘊蓄已去，方可與之。若吐利之後，當與調劑，或不與之調劑，飲調劑，則脾氣受虧，亦成難治費手之症。至若偕論吐瀉之病，其好飲者，不可與之以熱，宜當與之以冷是受不知調劑者也。吐瀉之後，脾胃虛弱，中必畏寒，冷則不與。

濕熱而反與寒冷，是逆其邪矣。總之是病有從標得者，
從本得者，有從標本得者。六經之變，傳各不同，而色脈之
審細為圖察而辨識也。
忌再投吐利之虐，治之宜清濕中散寒。今世多用藿香正
氣散，此藥一服，不惟不能安其吐，而反提其吐，又其中多有兼表
寒氣也。又古方用理中湯、香砂丸，以治吐利，此溫中之藥
也。因而誤之，殊不知服之仍復吐也。蓋理中用參朮大補，
不助其正，而反助其邪也。香砂，用香燥大行，不行其邪，
而反傷其氣也。不若直與二陳湯，大加炒黑干姜之類，此
藥以二四君參半，待之熱服，痛之治也。存中之劑，溫熱并

附刻寒

治法主意 霍亂不吐死在須臾吐利

霍亂主方

二陳湯見中風

建中湯見傷寒

除濕湯 治寒濕所傷身體重着腰腳酸痛大便溏

泄小便或澀或利 半夏曲炒 蒼术米泔製 藿香葉 各二兩

陳皮去白 白茯苓去皮各 厚朴姜炒 白术生用 水一大盞姜

七片棗一枚煎七分食前溫服

石膏健中湯 治霍亂表虛自汗風暑合病 芍藥
當桂 石膏 甘草 水二盅生薑五片棗二枚煎一
盅食前服
黄連香茹香 是中暑
四苓散 茯苓去皮 猪苓去皮 白术 澤瀉 各等
分為細末每服二錢空心白湯調下
益元散 治霍亂身熱煩渴小便不利此藥能燥濕分
利水道實六腑化熱毒行積滯逐凝血補胃降火之
要藥也 滑石六兩 甘草一兩 右為末燈心湯或井花水
調服

桂苓白术散　治胃暑飲食所傷傳受溼熱内發霍亂吐瀉轉筋急痛滿腹痛悶　桂枝　人參　白术　白茯苓各半兩　澤瀉　甘草　石膏　寒水石各一兩　滑石二兩　一方有木香　藿香　葛根各半兩　右爲末每服三錢白湯調下或新汲水薑湯下亦可

氣

内經曰。人以氣爲本。一息不運。則機緘窮。一毫不續。則霄壤判。陰陽之所以升降者。氣也。血脈之所以流行者。氣也。臟腑之所以相生相養者。亦此氣也。盛則盈。衰則虛。順則平。逆則病。此氣之所以爲體也。是則氣也者。人身之根本也。然而氣也者，又人身疼痛之所由也。子和云：諸痛皆主于氣，諸病皆因于氣。誠哉斯言也。丹溪曰：是氣也，導引血脈，升降三焦，周流四體，而為生生之之。若血液稽留，則為積、為聚、為癥、為毒、為瘡瘍膿潰；若鬱于臟腑，溢于經絡，膠于咽膈，則為嘔、為嗽、為悶、為痞、為脹滿、為淋瀝、癃閉、疼痛。但局方泥于氣，專用香熱辛燥之藥，不分寒熱表裏虛實，其大失乎軒岐先哲之旨矣。吾今書為發之本。經曰：寒則當溫，熱則當清，虛則當補，實則當瀉；在表者當發散，在裏者當分利，達此病之情而要略，亦治氣之法也。亦謂氣痛當動

作之而非辛溫之氣不可散也。要知又非苦寒之氣不
可平。然辛溫之辛濟以苦寒之味，而所用當而治效乃
彰也。心火也。乎也。黄連犀角主焉。然動脾火也。乎。
也。肺火也。乎也。黄芩山梔主焉。恐
母主焉。恐動脾火也。乎也。黄
連山梔 乎也。黄連膽星主焉。令動
胃火也。乎也。又如秋結而動大腸之火也。
六腑之乎也。黄連 濕而動小腸之火也。六乎也。
山梔木通主焉 治之乎為之因乎火者則然
黄芩為之不用 可以補瀉溫清表利之

調氣也或是以破　　枳殼可以開鬱氣須用
陳皮可以解腹脹氣須用青皮可又有三稜蓬术能破
可以行療滿氣須用只實可以解腹脹氣須用青
皮可又有三稜蓬术能破積氣者可香附烏藥能
行血之氣者可木香砂仁　　中氣者可蒼术厚朴
能理脾氣者可肉桂茴香　　杏仁桑皮能
隔肺氣者可[illegible]生地門冬　　术茯苓能健
胃之氣者可[illegible]蔻　　吳萸能溫
中之氣者可人參黃芪　　黃能通結
氣者可此皆治氣之　　主各審定

宜加減用之。知此三目，無不應手而驗者也。又俗云：氣無補

法。以其痞滿壅塞，似難于補，不思正氣虛而不能運行，

邪氣著而不能出外，于斯時也，其何以手從之？氣虛不補，

何由而行？是氣虛之人，必用參苓以補之者也。若用參

苓而不去病，氣反急滿不順，此乃邪從正位，必死之兆

也。脉經曰：下手脉沉，便知是氣。沉極則伏，濇弱難治。其或

沉滑，氣兼痰飲。沉急痛鬱，痛極又伏，濡細則濕之伏。

又是讀有味之。

愚按：內經曰：根於內者，命曰神機；根於外者，命曰氣立。

蓋機無神不動，立無氣不生。氣也者，天地以爲物之所

由其者也。次善養者。自臟腑和。榮衛行。一身可無疾病之憂。非惟無病。且可延生。若戕賊者。臟腑不和。榮衛不行。一身必有疾病之患。非惟多疾。亦且損壽。

治法主意。氣莫貴于善養。鬱莫貴于善開。

氣主方

二陳湯 見中風 加有氣詳本証

血

經曰。嘔吐咯衄。氣脈虛洪。火載血上。錯經妄行。溺血便血。病因所因。又曰。心主血。肝藏血。脾裹血。脾無所裹。則肝無所藏。心無所主也。又曰。目得血而能視。足得血而能步。掌得

血而能握，指得血而能攝。此脾有統裹，肝有統藏，心有統主之
也。又曰心主血，肝納血，肺主氣，腎主氣。夫人身之血氣，精神
之所依附者，並行不悖，循環無端，庶成生生不息之運用也。
苟或暴怒傷心，則氣傷而心不生血，旋肝無所受，暴怒傷
肝，則氣逆而肝不納血，故血無所依。又有房勞太過，鬱怒相
加，以致陰傷失沸騰而血從失起，錯從妄行，是以從脾而溢
于鼻者為衄血，從胃而逆于口者為嘔血，從腎而生于喉
者為咯血，從嗽而來于肺者為欬血。又謂痰涎血出于脾，暴
怒血出于肝，嘔吐血出于胃，房勞血出于腎，憂思血出于心，勞
力血出于三焦，悲哀血出于心包絡，淋瀝血出于小腸，溺帶血

出于膀胱，膀胱痔漏是也；出于大腸，若謂留結于腸胃之間而
成積者，爲血瘕；留積于腸絡之中而成塊者，爲血癥；留積
于經絡之中而不行者，爲瘀血；留滯于肌肉之間而作痛者，爲癰
毒。此皆血之爲病也。丹溪曰：血從下流者爲順，則易治；血從上
溢者爲逆，則難治。于和之曰：鼻出血，是腎陰虛，蓋陰有
升而無降也。東垣曰：血從下上越出于竅，法當補陰以抑陽，使
其氣降，則血歸于經。大抵用治之法，俱宜四物爲主，而芎
熟地用生地，芍藥天花粉、童便爲要，兼以佐各經引經之
藥。如因于心火者加黄連，因于肝火者加山梔，因于腎火者加
知母，因于脾火者加黄連、甘草，因于肺火者加黄連、羚羊

角。因于小腸火者，加木通、山梔；因于大腸火者，加黄芩、只殼。此治諸血奔逆之大法也。大率血之妄行，不可正治，一于寒涼之藥，血豈稍止，有傷胃氣，非惟治血不下，抑且鬱遏火邪而不出，致使錯妄安狂，殊為醫家之道。故丹溪曰：吐血出而不止者，乃服寒涼之藥多也。當用溫補健理脾胃，使脾和而能裹血，則症自可也。用四物湯，去川芎，加人參、白朮、炒黑乾姜之類。戴氏云：血出不止者，因痛出而躁錯，宜用溫劑。是知溫劑乃養血之根本也。

柔按：血者依附氣之神術也，氣行血行，氣止血止，周于身而循環無端者，氣也；呼吸間往來相続相承者，血也。

氣與血附之實不移，陰與陽合之而既濟，否則氣離其血，則

氣去而不返，乃為人脫之症；血離其氣，則血凝積而不流，有

為癰疽潰爛之症。此無他，蓋營衛之間失陰陽之升降，所以

循氣血之流行也。設若陰不升而陽不降，因而致血或溢于上，

或散于下，是此病者總由于氣而平之，蓋血為氣之守，氣

不妄動，則血自歸于經也；攻于血而和之，蓋氣為血之母，血不妄

行，自然氣血周流無滯也。治血之法不外于此。

治法主意：血由氣耳，依氣由血耳附，治血之症必兼

治氣者也。

血主方

四物湯是中風　加減羗活本症

附効方

蘇子降氣湯　虛陽上攻氣不升降痰涎壅盛并吐血

蘇子炒研　半夏湯泡各一錢　前胡去蘆　炙草　厚朴姜製

陳皮去白各五　當归去蘆　沉香五分　水二盅　生姜三片煎

一盅服　虛寒者加桂五分　黃芪五

養正丹　治上盛下虛氣不升降元陽虧損氣短身羸

及婦人血海久冷　水銀　黑錫去滓淨秤与水下结砂子

硫黃研　硃砂研細各　右用黑盞一隻火上鎔黑鉛成汁次

下水銀以柳條攪次朱砂攪令不見星子放下少時方入

硫黄末急搅成汁和匀为有余以磁器之候冷取出研细，糯米糊丸芡实大，每服三十丸，盐汤枣汤任下

人参饮子 治脾胃虚弱气促气虚精神短少衄血吐血
人参二钱去芦 五味子廿粒 黄芪去芦 麦门冬去心 白芍药 当归身各一钱半 甘草炙
右作一服，水二盅，煎八分，食远服

团参丸 治吐血咳嗽服凉药不得者
人参 黄芪 飞罗面各一两 百合五钱
右为细末，滴水合丸如梧桐子大，每服三五十丸，用茅根汤下，食远服

百花膏 治咳嗽血
款冬花 百合蒸焙，各等分
右为细末，蜜丸龙眼大，每服一丸，临卧嚼姜汤下

五味子黄芪散　治因嗽咯血成劳眼精疼四肢困倦脚膝无力　黄芪　麦门冬　熟地黄　桔梗各半两　甘草二钱半　白芍　五味子各二钱　人参二钱　右为粗末每服四钱水一盏半煎七分日三服

劫劳散　治肺痿痰嗽痰中有红线盗汗发热热过即冷饮食减少　白芍药六两　黄芪　甘草　人参　当归　半夏　白茯苓　熟地　五味　阿胶炒各二两　每服二钱水一盏半生姜二片枣子二枚

燥

內經曰枯涸乾勁皴揭皆屬于燥乃陽明大腸太
陰肺之病也夫金為水源而受燥熱一揭絕于上則
津液不能榮養百脈或患大病後多服魁伐之藥
或汗下重亡津液或因養生誤服金石之劑或恣飲
酒麯熾煿偏助火邪致使真陰有損血液耗散在外
則皮膚皴揭在內則腸胃干涸在上則口燥咽乾煩
渴不已在下則閉結不便腹中作脹故脈見洪數結代
治法宜壯水主之以制陽光則金受所克而得其肅

燥之令。養脾之精，以滋肺液，則金有所資而悉生。化之源。惟以養血滋陰、清熱潤燥為治，斯獲全功矣。況七情所起，火自內生，不急攝其內而消渴外而癥癖。消去伏矣。故古人定有生津甘露飲、生血潤燥飲、通幽湯、潤腸丸、當歸潤燥丸、增液潤燥之良方也。若失節之衰者，即與承氣湯通泄之，而年高之人，惟宜與以當歸、地黃、桃仁、蓯蓉之類也。更按燥之一癥，有口舌干燥，而亡津液者，此肺熱之甚也。水不能勝火也，宜當清熱降火，並知母、門冬之屬。有皮膚瘙癢而干燥者，此因血虛生風，血不能勝燥也。

宜當涼血潤燥，如生地、連翹之屬。有大腸干燥而不行者，此金因热勝者，由燥結，宜當清热潤燥，如大黄、麻仁之屬。有肌肉干燥而形脫者，此則因热消爍，气血耗散，宜以清热養血，如归芍、芩連之屬。又或气虚而致燥者，宜補氣生津，如人參、五味、麦冬之屬。血虚而致燥者，當養血滋陰，如生地、归芍之屬。又有汗下亡津液而致燥者，宜生脉散之屬。產後去血過多而致燥者，宜四物湯之屬。設或風勝而致燥者，宜以降火涼血，如連翹、生地之屬。火盛而致燥者，當降火清热，如芩連、山梔之屬。有痰盛而致燥者，宜降火清痰，如芩、梔、杏仁、瓜蔞仁之屬。識能

因火熱動而傷其肺致氣又何患氣液之不宣血之本之不和暢肉神外色之不潤澤也哉

治法主意潤燥不可太寒潤燥不可太峻燥必潤之隨下而行經脈潤之隨手而順

燥主方

生津甘露飲 升麻 防風 甘草 防己 生地

歸身 柴胡 羌活 [illegible] 黃芪 知母 黃芩

石羔 龍胆草 黃柏 紅花 桃仁 杏仁 水煎加

經一中盅稍熱服

生血潤燥飲 當歸 生地 熟地 黃芪 麥冬

天冬　五味　片芩　瓜蔞　桃仁　紅花　升
麻　水煎服　多大便燥結加麻仁郁李仁
通幽湯　治大便燥結治在幽門以辛潤之　梁州
紅花各二分　生地　熟地各五分　當歸　升麻
桃仁各十分　水煎服
潤腸丸　此藥通貫大便則可得以下行也此方原主
治脾胃中伏火大便秘澁或干燥不通　桃仁　麻仁
去殼各兩　當歸梢　大黄　羌活各五分　煉蜜爲丸如
梧桐子大多寡隨症斟酌服之
當歸潤燥丸　治干燥小便多大便秘　細辛　梁州

熟地　柴胡　黄柏　知母　石羔　桃仁　歸身
麻仁　防風　荆芥穗　升麻　紅花　杏仁
小椒　煉蜜爲丸如桐子大
麻黄湯見中風
生脉散　生津止渴夏月揮汗者不可少　人參
麦冬各二錢　五味子九粒　水煎服　孫真人曰夏月必服
五味子以補五臟之氣東垣曰夏月服生脉散加黄
芪甘草令人多氣力
四物湯見中風

火

丹溪曰人禀五行各一其性惟火有二名分别君相差
火内阴而外阳主乎动故凡动皆属火其曰君者为
以名而言形质相生配于五行故谓之君其曰相者
为以位而言生于虚无守位禀命因动而见故谓
之相肾而胆肝之胞悉具相火故东垣曰相火元气
之贼火与元气不两相立相火一起五性厥阳之火相
扇妄动火起于妄变化莫测并熬真阴之虚则
病阴绝则死是以君火之气经以暑与热言之惟相
火之气经以火言之盖表其悍暴酷烈有甚于君火
也又经曰相火之无君火不动必须静养其心之以静

抑生謂何生故前賢有曰必使道心常為一身之主而人心每聽命焉此蓋處守失宜也夫使人心聽命于道心則五火安然不動則相火凡以裨補造化而為生生不息之運用又何賊之有苟然人何能靜一有所動火即隨之是火邪之脈至而不和者也故見于脈而洪經數者為虛火見于脈而洪大實者為實火洪大見于左寸者為心火洪大見于右寸者為肺火洪大見于左關者為肝火洪大見于右關者為脾火洪大見于兩尺者為腎經命門三焦膀胱之火（蓋上午有餘仰）是火之不可見亦于脈之洪大而見之也又見惟火也則

于臍下起肺火也則于臍上起胃火也則于臍下起濕火也則于足下起至陰之火也則于腰腎起若夫陰虛之證火生于肌表發陰之火生于筋骨間者發腎之火生臟腑內者發脾之火又曰君火陰虛則心相火陰虛則腎虛之者陰虛補實者陰實瀉陽者亦陰補陽陰盛者亦陰瀉不可治以一味寒苦之藥致使元本不足脾火愈甚而譫妄作故脈經曰陰虛火動之發熱勿驟涼治虛熱勿以寒涼藥為用輕可降散實則可瀉重者難療陰陽可治

至於君火者心火也可以濕伏可以直折惟苦寒之

屬可以制之。相火者，龍火也，不可以水濕折之，當因伏之
其性，惟黃柏之屬可以降之。又黃芩瀉肺火，芍藥瀉
脾火，石膏瀉胃火，柴胡瀉肝火，膽草瀉膀火，木通
瀉小腸火，黃芩瀉大腸火，玄參瀉三焦火，山梔瀉膀胱
火。皆苦寒之味，能瀉有餘之火者也。若饑
飽勞倦，內傷元氣，火與不兩立，爲陽虛之病，以甘溫
之劑除之，如黃芪、甘草之屬；若陰微陽強，相火熾盛
以乘陰位，爲血虛之病，以甘寒之劑降之，如當歸、地
黃之屬；若心火亢極，鬱熱內實，爲陽強之病，以
鹹冷之劑折之，如大黃、朴硝之屬；若真水受傷

眞陰失守，無根之火妄動，爲陰虛之病，以壯水之劑制之，如地黄、元參之屬。若右腎命門火衰，爲陽脱之病，以温熱之劑濟之，如附子、干姜之屬。若胃虛過食冷物，抑遏陽氣于脾胃，爲火鬱之症，以升散之劑發之，如升麻、干葛、柴胡、防風之屬。此除火之良法也。眞醫者審其虛實，視其補陰，量而處之，自無不愈之火病也矣。

治法主意：陽火陰宜陰，陽火陰宜補，實火陰宜陰，虛火陰宜補。

火症主方

補陰丸

治人精血既虧，相火必旺，真陰不補，則勞瘵痰嗽咯血吐血等症作矣。此丸專滋補左尺腎水，水升則火降，水火相干，諸症不起。

黃柏（酒拌炒褐色去皮） 知母（去毛酒拌炒忌鐵） 敗龜板（酥炙透各三兩） 鎖陽（酥炙干） 枸杞子（各二兩） 熟地（酒拌蒸忌鐵五兩） 五味子（一兩） 白芍（酒炒） 天門冬（去心） 干姜（炒紫色三錢 寒月加五錢）

右為末，煉蜜及豬脊髓三條和蜜杵勻，丸如桐子大，每服八九十丸，空心淡鹽湯下，寒月可用溫酒下。

夢遺精滑，加牡蠣（童便煅） 白朮（各兩） 山茱萸肉 椿根白皮（炒各七錢）

赤白濁，加白朮 白茯（各半兩） 山梔仁（炙透炒各五錢）

腳軟弱無力，加牛膝（酒洗三兩） 虎脛骨（酥炙透一兩） 防己（酒洗）

木瓜各五分　疝气加苍术茴水炒钱半　萸连姜汁炒　山栀炒各六分
川芎一钱　吴茱萸炒　青皮去穰各五分　脾气虚弱畏寒易
泄者加白术三钱　陈皮一钱　干姜炒七分　如气虚之人加人参
茯苓蜜炙各等分　若左尺既虚右尺亦微　命门火衰阳事不
举加黑附子去皮童便浸炮　肉桂去皮各七分　沉香五分
六味地黄丸　治肾经阴精不足阴虚火旺虚火妄动
者服之使阴旺则阳伏　干山药　山茱萸各四钱　泽泻
牡丹皮　白茯苓各三钱　熟地黄八钱　右为末炼蜜丸
桐子大每服七八十丸空心白汤下
八味地黄丸　治肾经阴气燥热阴无所生虚火内

勤者服之使陽旺則陰生　六味丸加附子炮肉桂各一兩　丸服同前

痰

痰者人身之痰飲也人之氣道清順則痰不生窒塞則痰壅塞或因風寒暑濕之外感或因七情飲食之內傷以致氣逆而液濁則痰症成焉是痰聚于肺者則名氣痰其痰喘嗽上出留于胃者則名食痰其痰積利下行在肝經者名為風痰其痰清而多泡在心經者名為熱痰其痰堅而成塊在腎經者名為寒痰其痰有黑點而多稀若夫痰滯于經絡則為腫為毒痰在于

四肢則麻痺不仁，痰迷于心竅，則譫語恍惚驚悸健忘，
痰壅于中膈，則為痞為滿，關格喉閉，脇痛氣癖，乃
其證因則又不可不知。蓋痰因于風，則眩暈動搖；痰因
於火，則吐嘔酸苦；痰因于濕，則肢節重痛，不能轉移；
痰因于寒，則吞酸惡心，嘔逆涎沫；痰因于鬱，感動
則勞瘵生虫，肌膚羸瘦；痰因于飲食內傷，則中氣遲滯，
腹中不利，甚貪食不食不饑。此皆痰之見于內者也，
證于外者也。治痰之法，總宜豁痰為要，清之氣主之。
善氣順則痰清，痰行則痛去，何也？氣升痰升，氣降
痰亦降，氣行痰亦行也。然善治其痰，實不善理其氣則

氣滯痰生矣又有或為寒熱或為腫痛或為狂
越或胸中轆轆有聲或為背脅御脊冰冷或為咽
嗌不利咯之不出嚥之不下狀如梅核此皆痰之所
致也醫者必先探其得病之由後可施其調治之理蓋
痰有新久輕重之分形色臭味之雜新而輕者形色
青白痰薄而稀滑味亦淡久而重者黃濁稠粘如
膏糊凝結咳之難出漸成惡味酸腥醎苦辛臊臭穢甚
至帶血而出者合痰因火動又因濕滯堅其謂是致夫痰
因火動知宜治火為急痰由濕滯堅則宜行滯為先如
日熱痰者知清之濕痰者知燥之風痰者知散之之絡

痰在於懷之寒痰在於濕之鬱痰在於氣之頑痰
在於欬之食痰在於腸之在上者在於吐之在中者在
於下之在下者在於提之總之總不外痰生於脾胃者
宜實脾以行濕痰生於肺肝者宜開鬱以行氣而已
而養肺惟以二陳為主審其病而隨病症加減焉若
其脾氣虛者則不宜固其元氣而兼運其痰迺是也
世俗惡半夏之燥喜貝母之潤一遇有痰便用貝母
投之若是脾痰則土氣益傷飲食頓減其何生焉
此非知醫者也蓋貝母施於肺金則可以肺金喜
潤而脾土喜燥也今使治肺上當乎涼潤以其生

偏中州必務用脾藥以主肺重方為善治者耶
是按痰之為病多端療之用治不已者治痰之藥在
丹溪則惟以二陳為之主蓋二陳者健脾理氣之藥也氣
清則痰亦清脾健則痰亦運健運有常而生化之
機滑矣故痰為生病之物而亦人身之不可無也凡人之
肥厚者痰也机閡通利者痰也氣血百脈流行而升降
者亦痰也机閡通利者痰也氣血百脈流行而升降者
亦痰也行則為液聚則為痰流則為津止則為涎
順于氣則安逆于氣則殃運化調治者蓋視其源而
藥之熱寒者細知悉其性重輕載之藥從藥從云

何曰南星治痰因風痰之所治也貝母治痰因虛痰之所行也膽星治痰因驚痰之所主也玄明粉治痰因實痰之所下也瓜蔞仁治痰因老痰之所開也天花粉治痰因熱痰之所除也黃連治痰因火痰之所祛也石羔治痰因有餘之火痰所祛也又曰黃芩降火而除痰山梔開鬱而行痰前胡通表而解痰杏仁清肺而祛痰桑皮瀉肺而除痰厚朴寬中而散痰陳皮行氣而豁痰白术健脾而潤痰竹瀝清熱而豁痰白芥子引氣而開痰葶藶子破氣而降痰瓜蔞行積而化痰常山開結而導痰枳殼下氣

而消痰蘇子降氣而下行痰苓朮去濕而化痰山查運
氣而消痰也治痰之妙藥也誠爲臨症再須細別
脈之虛實病之新久症之寒熱藥之補瀉則病未
有不消者矣
治法主氣消痰以清氣爲先氣順則痰清氣降
則痰下火亦必須理脾清氣兼須降火

痰主方

二陳湯 是中風 加減芎藭本底

痰火

夫謂人受天地之氣以生天之陽氣爲之氣地之陰氣

爲血故氣常有餘血常不足何以言之天地爲萬物父
母天爲陽而運于地之外地爲陰而居于天之中是非天之
大氣無以舉之也日屬陽也而常實不借月之形以爲達
月屬陰也而易缺必稟日之光以爲明故人身之陰之氣如
消長每視月之盈虧也且人之生也無不下地而有聲之精氣也
若夫精血則男子必待十六而成精通女子必待十四而成經
行是有形以猶待乳哺水穀以養而陰氣方可與陽氣爲
配以能成人古之爲人父母者定三十二十而後娶嫁可
見陰氣之難于成而古人之善于攝養也今人弱冠
發婚不知節慾故當其壯年便有瘵失之病未踰半

自己有老慾仰事俯育一切營謀懷鬱等逆之寢饋

而忽生人之自厥耳與而發失之成患固日多矣要其治

法不外攻補緩急耑清化者而已要其先首重審候

形不見則失勝失勝則氣傷氣傷則不能運化水

穀而停濕濕生痰生熱以致形瘦口干舌苦

二便秘目澀或遺精或不禁或淋甚者為喘為哮

或心腸噎塞痛軟狂邪祟怔忡喉痺上中下三消

等病治者須要細詳痛因方可投藥貝母南星

半夏以燥之也橘紅只殼以散之也茯苓猪澤以滲之

也芩連梔子以降之也連翹桔梗香附以開行之

也芒硝者鹹以軟解之也貝母知母天冬麥冬以潤之
也归芎地黄以滋養之也竹瀝姜汁以導引之也此中
外别内傷不闘用燥藥外因不得用濕潤藥又要
分新舊虛實之而新者為病淺易虛而老者稠
粘于胸膈之間依附盤踞于腸胃之處須要平和緩
徐治而勿太猛蓋人身受病未有不由飲食之勞役及起
居不節日積月累以漸受傷者也若驟用攻擊太過病
未除而臟腑先受其害故初宜治標順氣分藥
次之痰升即當火快痰在于降火又中痰虛者宜固中氣
運痰若胃弱有虛則痰必愈盛次則治本夫脾虛則

火盛，火盛則痰起，故治痰之要，全在腎水，須宜補腎逐其邪水。今人但知利痰降火，不知本原不固，徒治其標，縱得暫安，愈後復發，此所謂痰火難愈之脈，又不可不辨也。凡脈滑痰者，清且數者，為實痰，乃熱痰也；若沉濡大小不匀者，為虛痰，此難愈者也。六法之中，何名攻法？凡人之初病痰火者，皆由外因所致，因七情所作。在上焦則眩暈嘔吐，在中焦則脇肋脹痛，在下焦則遺精便赤。治上必用枝苓、瓜蔞、貝母、甘桔、橘紅、葶藶、蘇葉；治中必用只實、黃連、麯、香附、花粉、蒼术、苓、白术，量其之數；治下必用黃柏、豬苓、澤瀉、硝、黃、木通、防己、桑皮、海石、牽牛、山查之屬峻以治之蓋人之初病氣血尚實當峻攻強治不偏元氣若病久後慢病邪侵脈難為力矣所以名補法凡人氣體虛弱保患疾大抵病若實其本則虛若緊行隔必攻疾利藥則正氣虛而不運邪氣蓄而不去矣故先資胃氣虛不補邪何由行但補藥須要識得澄淺陽氣虛令用參朮必以陰中求陽虛血弱令用芎歸必佐以香附砂仁又有冷痰上湧腎氣喘者必救根本水腎氣丸加桂附有脾氣虛弱不能運化者必補中燥濕用六君子加竹瀝薑汁若痰喘聲高脈散神汗身冷冰者此真元氣憊又非補不可救者矣所以名後法

澄劑之法要

附

痰火纏身為病，日久病不在表而在裏，此也。後以治
之，今用芩連梔子以降火，必熟炒炙。今用枳實陳半
瓜蔞星茯貝母海朴芒硝以消痰，必結製後用。今日
輕劑，明日稍重劑，以治之。癲癇者不若于吞納而痰勢亦
不漸解，特節戒慎，可不謹耳。倘然急躁，病者一旦火起
痰壅，變生不測。或口眼牽動，或咽喉干燥，或失志歌
狂，或嘔吐紅水黑汁，或腸癰便血無度。此等病作，必也
急以治之。在上者行吐法，用皂角末五分，半夏末三分，
白礬末三分，共一劑，姜汁調服，探吐後服加減導痰
湯：星半苓陳瓜蔞枳甘桔梔芩等分。在中必用

芩連瓜蔞貝母枳實陳半蘇子玄明粉木香杏仁竹瀝姜汁。甚者大黃石膏。甚者必用芒硝黃柏防己牽牛橘子滑石青皮赤芍檳榔。甚者桃仁郁李利藥。一投不解再投必降。譬之兵家賊鋒熾盛必殺戮盡極而後平定且于正氣亦無傷也。何名陰陽虛痰火淘湧。則求藥必不及。俟病勢稍退遂厭藥不服不知痰閉火伏。變生諸症。為患更大。故如此者須要專心體察見微思著。如見燥實痞滿者。必用硝黃以降之。如見中虛下滑者。必用參芪升柴以提之。如見胃火痰壅者。必用知母石羔以降之。如見陰虛火壅者。

必用知母黄柏以滋之。如見脾虛不運者，必用术苓以補之。如見焦閉塞者，必用木通大黄以利之。又戕根株，不啻應手，萌蘖不復也。何若啻法，世之病瘵者，往往年少不足之人，而壯實者未之有也。故治者不可太過。古云：椒柏如追寇盜，鐵騎亦怨聲從逐。若待小人正已而無過，寇寧也。如見痰涎之湧，可吐矣，而慮中虛不可吐。如見血失上溢，可降矣，而慮傷脾，不可以苓降。如見血可清矣，而慮傷營，不可過清。見濕可滲矣，而慮及陰，不可過利。如用黄柏知母以滋陰是也。但滋降過，則損真陽之氣。中年及虛，必用黄芩連根實以瀉心下痞是也。但驅除已，則心氣損，亦虛脹反甚。如用只梗以寬胸是也。但疏泄已，則損動高之氣，亦反下陷矣。此六法者，是在高明之士臨症斟酌中亦善用之，使心之妙訣也。

愚再按世人之病瘵失者，始為實瘵，失中為虛瘵失，末為勞傷瘵失。其分別一，其治不同。實症虛症，前論已明，惟有勞傷最宜斟酌。蓋少年瘵失，固為人引破，陽太早，根本受傷，致元氣虛憊，或遺精盜汗，神瘦力怯，飲食少進，五心煩熱，此只宜調養腎氣，切忌太補，亦忌太瀉。蓋是受傷太早，而阴气方生而未足，如木方向荣，外似雄伟，内实戕发，足萎软，阳道不举，兼以疼痛，初服肾气丸，后服参苓白术丸，无弗效者。中年三十前后患痿，失者或阴虚劳，或加之并烦，或兼之思虑，又劳役之过，以致真阴亏损，相火随旺，火旺则阴愈烁，为喘，为嗽，为痿，为热，为吐衄，为手足心热，小便赤，四肢倦怠，脉来数大，或虚细弦急，甚则浊痰、咯血，必用滋阴降火，阴阳加减。脉来大数而软者，加人参、茯苓；脉来弦急郁热者，加入柴芩；脉来涩疾而微者，禁用川芎、白术，但用知柏、生地、归、芍、贝、桔、麦冬、石莲、连等药治

之若至虛損之勢甚嗽而喉血痰壅喉痛生瘡聲啞
者不可治矣晚年一旦酒色所傷者如此是發熱咳嗽吐
痰喘急者清肺飲參歸芍地苓麥五味陳皮知柏甘草服
若老年陰血虧虛兼以受傷難以御寒故表和為固少年者
一例治也凡司命者貴知輕重輕者設調攝之
治法主意痰火初起可急攻痰火病久宜緩治
附錄痰火要法清痰神効捷方治痰火內鬱喘息
有音乍進乍退乃胃中有實火膈上有稠痰宜降火
清金用陳皮四分半貝母六分白茯苓八分甘草八分南星八分
枳實六分黃芩八分黃連六分瓜蔞八分杏仁六分生

姜煎服。治憂患驚悸，鬱鬱呼吸急促而妙之甚痰
声者，乃七情所傷之故，宜分開心胸間之積聚。用桔梗
八分，陳皮六分，白茯一錢，甘草八分，紫蘇八分，腹皮六分，桑皮
六分，五味子六粒，白果六个，生姜煎服。治真陰虛損，出外
痰塞，一時上沖，出聲如作哭，治用當归八分，川芎三分，白
芍八分，熟地一錢，陳皮三分，貝母八分，知母六分，黄柏三分，枳殼
六分，白茯八分，甘草八分，白水煎服。治脾虛已極，氣逆上沖，
抬肩擷肚，冷痰流出胸膈，足冷，聲啞，用人参一錢，五味十
粒，麦冬一錢，白术一錢半，陳皮三分，干姜八分，杏仁五分，大枣，煎服。
治胃口宿有冷痰，時或嘔逆，飲食不下，宜溫胃行痰

陈皮六分　製半夏八分　白苓錢　甘艸五分　白蔻五分　香附六分
砂仁五分　白术錢　煎服　治氣鬱生痰，火畜膈痞，以致
食入即返。以和中安胃為主。用人參五分　干姜八分　陳皮
六分　木香六分　炙草六分　棗子二個　煎服　治痰火驚悸，遍身
戰掉。此火旺燥物而使氣液不足之故。用當归八分　川芎
六分　生地一錢　白芍一錢　黃芩八分　黃連六分　知母六分　竹瀝三
姜汁一盞　便二服。或痰盛，加陈皮、貝母。治痰滯中焦，
食不消化，噯逆不止。陈皮八分　海粉一錢半　枳實八分
白术八分　香附一錢半　半夏八分　生姜　煎服　治痰失閉心，
恍惚，不時跳躍，如見鬼狀。以清心為主。砂硃安神丸最

好。次服滑降寧神之劑。用當歸八下 川芎六下 白芍八下

熟地五 人參六下 茯神木 白朮六下 遠志八下 棗仁六下

甘草八下 黃連八下 南星八下 歸脾丸並服。治健忘因驚

而得。則神志舍空而痰生，以行痰為主。治用黃連八

下 鬱金六下 南星八下 川芎八下 遠志八下 黃連六下

花粉八下 甘草三下 生姜並服。治心火熾盛，陽氣有餘，

痰逆上沖，以降痰為主，兼行痰藥。用黃連八 人參

木半 大黃八下 石菖八下 枳實八下 竹茹八下 陳皮三下 白

朮並服。治勞逆太過，致心虛跳動，以逆之痰神為

主。治痰失業必用之。白朮木半 黃芪木半 茯神八下 棗仁

八分人參六分木香半分當歸八分甘草五分　熱眼內芒
眼治相火爍肺舌上赤裂大渴飲謂之高消治痰火
藥少用之蓮鬚半花粉八分黃芩六分烏梅五分赤苓八分
生地半黃柏三分桔梗六分甘草四分燈心並服　再附秘藏
傳內傷痰火一十八症主方　赤茯半橘紅五分貝母半半夏知母
五分黃芩三分甘草五分　痞滿周身刺痛楚用風藥乃血
澀不足加當歸八分桂皮二分　症如精神短少語言乏力
懶倦嗜臥加人參半五味十粒　症如咳嗽聲多痰多乃
火痰盛于肺經加知母麥冬半黃芩三分　症如潮熱
火動寒熱盜汗加當歸地各八分黃柏五分　痰盛于

咳無痰夜分尤甚乃腎水枯竭虛火上炎加桔梗八卜

天麥冬各錢 百部八卜 痰多咳則引動左脇小腹疼痛乃

疲極傷肝 加白芍八卜 川芎八卜 當歸八卜 青皮八卜 柴胡

八卜 胆草二卜 痰多勞神傷心 面時常陽 咳嗽有時如血

味子八粒 棗仁錢 茯神錢 遠志六卜 當歸錢 龍眼肉六枚 症

如勞倦傷脾 思倦嗜臥 四肢無力 語言輕低 乃虛癆

失地 加人參錢 黃芪八卜 當歸錢 炙草四卜 減黃芩知母

症乃食積 面黃肚脹堅硬 胃口時痛 加山查八卜 麥芽八

卜 神麯六卜 厚朴八卜 砂仁三卜 症乃火束肺金 喉間常

有腥氣 時咳帶紅 加生地八卜 山梔仁六卜 丹皮八卜 桔梗

六下蒼术三下症為火患痰火動則喘急或左或右眠一邊

不得乃瘀血得之合四物湯再加人参八下苏木二下桃仁

八下症為咳引百骸從胸下逆奪之奪而上乃胃之子火灾之

不归元加枳殻木川貝七粒症為痰結胸膈之并不舒暢略

之不上噎之不下症蒼术桔梗子花粉八下只殼六下梔子仁

六下海粉八下症為飲食厚味炙炒過多牙齦之血腫痛

口舌糜爛此乃胃熱之甚加石羔黃連各八下滑石丹皮

六下生地八下症為憂思鬱結氣滞不行以致心腹飽

悶胸膈脹痛痰凝之并粗加枝子仁木香附子蒼术之川

芎六下朴硝之六下木香二下沉香二下症為脹膨痿教行

步艱難乃濕注下焦加黄柏方已各一錢苡仁八錢蒼
术一錢木通八分羌活八分二錢症為痿躄手足不起于下
頭目昏暈搖擺不定加半夏八分青陳皮各一錢黄
連八分入竹瀝姜汁童便服症為頭旋眼黑言亂肢冷
壅痰稠粘加白术半夏各八分白芥子南星各八分黄柏
澤瀉各八分凡此痰火變症十三條痰火内傷大八種皆經
臨床効之秘方也今世人十病然痰火亦諸病之
不生于痰火故特為詳列之以為沉疴者之一助耳

痰火補方

腎氣丸　即六味地黄丸　方見火症

六君子湯　益氣補脾和中　人參　白术

陳皮　半夏　茯苓各一錢　甘草五分

姜三片　水煎溫服

導痰湯　治痰涎壅盛胸膈留飲痞塞不通　半夏湯洗七次各半　天南星炮去皮　枳實去穰麩炒　赤茯苓去皮　橘紅各一錢

甘草五分　水一大盞　姜十片　煎食後溫服

桃仁承氣湯　能去瘀血而推蕩邪熱　此方原治傷寒外症已解小腹急大便黑小便利其人如狂者蓄血之症也

大黃三錢　桃仁十个　桂心　芒硝各五分　甘草一錢　水煎溫服以血盡為度

參苓白术丸 人參 茯苓 白扁豆去皮姜汁拌炒 白术炒
蓮肉去心皮 砂仁炒 薏苡仁炒 桔梗炒 山藥 甘草炙各二兩
為末山藥丸如桐子大每服二三錢用菖蒲湯下
滋陰降火湯 熟地 當歸 白芍 川芎 遠志
陳皮、白术 知母 黄柏 水煎服
清肺飲 治發熱咳嗽痰喘 人參 當歸 陳皮
白芍 熟地 茯苓 麦冬 五味子 知母
知母 黄柏 甘草 水煎服
痙以十三变症提方 加減案詳本症
硃砂安神丸 治心亂煩熱怔忡心神顛倒兀兀欲吐

胸中气乱而热○有似懊憹之状○硃砂錢研水飛　黄連酒炒錢半
甘草炙　生地黄　当归頭各錢　右為極細末蒸
餅為丸如黍米大每服十丸津下
又内傷痰火之方　詳本條
閃傷痰火十八條　加減方詳本條
四物湯是中風

湿

内經曰○諸湿腫滿○皆属脾土○又曰○湿勝則濡泄○蓋謂地之湿气○盛而害人○皮肉筋脈則為痿痺○原病式曰○諸痓強直積飲痞隔中滿○皆属于湿○有自外得者○有自内

濕者。東垣曰。因于濕。首如裹。蓋首者諸陽之会。位高氣清。爲濕氣薰蒸。而沉重。似有物以蒙之。腑臟之虛失而不治。則鬱鬱而內熱。熱傷其氣。則上氣不能舒暢其筋。故大筋緛而爲拘攣。濕傷其血。則血不養筋。則筋不束骨。故小筋弛張而爲痿弱矣。又云或爲黄疸。中氣不清而逆。害飲食。或爲腫滿。小水不利。而四肢浮腫者甚。大緊。宜清熱利水。實脾之劑可也。又當審其方土之宜。從揚東南而施治。如東垣地卑。其氣多濕。凡受之病。必從外入。故體重脚氣多自下起。治宜汗散。久則疏通滲泄也。西北地高。其氣大燥。其人多食生冷濕麵。或飲酒合肉。坐臥風濕，寒氣拂鬱，濕不能越，以致胸腹疼脹。甚則水鼓痞滿，或周身浮腫，按之不起，此皆自內而出者也。治以健脾胃、消腫脹、利小便為要，宜服葶藶木香散、五子五皮飲。審虛實之氣，虛實而通利之，用二陳湯加沉香、木香之類。虛則可散，實則可利，用五皮飲加葶藶車前之類。全在活法，不可一途而論也。脈經云：或濡或弱，或濡或緩，是皆中濕，可和而斷。愚再按丹溪云：六氣之中，濕熱為病，十常八九。濕在上焦，宜發汗而解表，此疏泄其濕也。濕在中焦，宜寬中順氣，通暢脾胃，此滲泄其濕也。濕在下焦，宜利小便，不使

水逆上行，此開導其濕也。故曰：治濕不利小便，非其治也。子
晋考之茯苓、豬苓而利小便，此行其濕也。澤瀉甘鹹而
利水道，此散其濕也。防風、羌活以散脾家，此勝其濕也。
車前滑，取其行小水，此導其濕也。山梔、黃連以清邪熱，此
利其濕也。白朮、苡仁以實脾土，此逐其濕也。凡治濕[illegible]之[illegible]，
能分上下，則濕無不治之症矣。
治法之家，濕之為病，吐瀉水腫，腳腓腳氣，自汗盜汗，
積飲停痰，浮汗浮癢，木症厥症，皆屬于濕。宜從上下
分利之。濕在上焦，宜從汗宜；細濕在中焦，宜行燥濕；
濕在下焦，宜利小便。設若濕化為熱，當從熱治，不

可又言其濕也

濕之方

葶藶木香散　葶藶子　茯苓　猪苓　白术

木香　澤瀉　木通　甘草　桂子　滑石

右方爲末湯調不若煎服妙

五子五皮飲　五子能定喘急五皮能消皮膚水腫奇

蘇子　蘿卜子　葶藶子　香附子　車前子　陳皮

茯苓皮　大腹皮　桑白皮　姜皮

二陳湯　見中風　加前藥詳本証

五皮飲　大腹皮　桑白皮　茯苓皮　陳皮　姜皮

各等分水煎服

濕熱

濕熱之病諸書載濕亦不載熱者有之載熱亦不載濕有之未嘗爲毛一病合而言之方著論今余特志之非多爲毛脾謂也聞之丹溪曰東南之人濕熱之病十居八九脾風下病腎作濕熱流之東垣曰爲痰爲滿爲悸重痛爲濁爲淋爲帶下赤白爲腫爲癰爲膿瘡瘍爲疥爲聚爲痢下後重爲疸爲嘈爲嘔傷逆食總是濕熱之所致也用當分而治之其分治之法濕勝者當濕甚濕熱勝者當清熱其熱濕勝其熱不孤而熱泄使濕

食重熱一勝其濕不可以濕治使熱愈大也然亦相謂其濕當以應濕為要使濕不得以成其熱或失濕化為熱二不得再理其濕使熱反助其虐勝也有如小便淋濁大便溏泄此濕勝其熱也瘡瘍膿潰痢下赤白此熱勝其濕也熱勝其濕下之自可濕勝其熱利之便宜若欲濕不利小便非其治也治熱不利大腸亦非其治也設或屬唯濕熱兼發以葉是用熱偏其兼宜清熱也世俗多濕或本脾虛又當實脾燥濕也中暑吐瀉此濕化其熱也濕化其熱香連香薷飲中暍吐瀉此熱化其濕也熱化其濕芩連二陳湯是雖治之不等亦各從其類

也又聞用藥之法五苓散亦利小便濕勝熱者能之四苓散亦利小便熱勝濕者用之小陷胸亦利大便濕勝熱者用之三黃石羔湯亦利大便熱勝濕者用之傷暑亦用茵蔯香茹飲熱邪化黃濕也世俗甯善之散濕邪化黃熱也至若胃苓湯為燥脾利濕之藥柴苓湯為清提利濕之藥其中不足者須亦利之也其邪有餘者兩解之也須亦利之者須小水也開亦導之者導大腸也苟能得其利之導之用燥濕自無不去之濕而熱自無不去之熱矣又是也世黃疸一症與盦麴相似皆生于濕繼而後化為熱則竟不見其有濕但書與黃膽湯白共丹壽病聞者云耳

耳地木草葉利小便而治之無不痊此秋之痢失而用卽動裏
皆痢疾而用苓連萬也參用其有鮮利之性生寒之味行
之甚速故其效反足于本經之用豬苓澤瀉首亦未通出
梔之類此利小便之一徵也然此治足者來之邪也而導大
腸之功二字此可遂能矣
又有挾濕熱者即濕而生其熱也脾土之內病也何也
脾屬土而土當克水濕者水之氣也鬱于中宮他
而為熱故曰濕熱其症則弦滑倦四肢無力中氣不
清飲食不進小便黃濁大便溏泄此臟腑因濕之故
傷也其脈濡而緩甚者發熱惡寒自汗時出其脈

濕之證治宜二陳湯加蒼芩枳殼 為一身盡痛者加羌活 腿足痛者加防己 脚膝熱者加獨活 濕在上焦加防風 濕在中焦加香附于蒼 濕在下焦加澤瀉蒼柏 因于寒者加吳茱萸 因于熱者加黃連 因于風者亦加防風 因于火者加山梔 因于食者加山查神曲 因于氣者加口枯 因于勞者加歸朮 因于大便不利者亦加黃連與只實大黃之 濕熱之症初宜發散 次為滲利 要之者于利小便微之 凡利小便而小便清者宜以滲濕之利小便而小便黃黑者亦以熱治之也

治法主意 凡治熱者不用燥濕之藥 凡治濕者少用

濕熱主方

黄連香薷飲　見中暑
苓連二陳湯　即二陳加苓連
五苓散　見傷寒
四苓散　見霍亂
小陷胸湯見傷寒
三黄石羔湯　見傷寒
益元散　見霍亂
胃苓湯　見傷寒
柴苓湯　見瘧疾

醫理精參秘妙論終